本书由教育部人文社会科学研究规划基金项目"失能老人智慧社区养老模式优化与社会工作介入研究"（16YJAZH068）、内蒙古自治区高等学校科学技术研究人文社科重点项目"数字医疗背景下老龄群体健康赋能研究"（NJSZ23022）、内蒙古自治区直属高校基本科研业务费项目"数字医疗时代老年健康赋能的社会工作策略研究"（2023QNJS178）资助出版

失能老人智慧社区
养老模式优化研究

许晓芸　著

知识产权出版社
全国百佳图书出版单位
—北京—

图书在版编目（CIP）数据

失能老人智慧社区养老模式优化研究 / 许晓芸著 . 北京：知识产权出版社，2024.10.
ISBN 978-7-5130-7517-6

Ⅰ. R473.59；D669.6

中国国家版本馆 CIP 数据核字第 20242SR053 号

内容提要

本书通过搜集第一手资料，总结、归纳失能老人智慧社区养老模式的运行现状，深入分析失能老人智慧社区居家养老模式的发展困境，提出失能老人智慧社区居家养老模式的优化路径，进一步优化失能老人智慧社区养老模式。

本书可供社会学、社会工作、社会保障学领域研究者及相关部门工作者阅读。

责任编辑：高　源　　　　　　　责任印制：孙婷婷

失能老人智慧社区养老模式优化研究
SHINENG LAOREN ZHIHUI SHEQU YANGLAO MOSHI YOUHUA YANJIU

许晓芸　著

出版发行：知识产权出版社 有限责任公司　　　网　　址：http://www.ipph.cn
电　　话：010-82004826　　　　　　　　　　　　　　　　http://www.laichushu.com
社　　址：北京市海淀区气象路 50 号院　　　邮　　编：100081
责编电话：010-82000860 转 8701　　　　　　责编邮箱：laichushu@cnipr.com
发行电话：010-82000860 转 8101　　　　　　发行传真：010-82000893
印　　刷：北京中献拓方科技发展有限公司　　经　　销：新华书店、各大网上书店及相关书店
开　　本：720mm×1000mm　1/16　　　　　印　　张：15.25
版　　次：2024 年 10 月第 1 版　　　　　　印　　次：2024 年 10 月第 1 次印刷
字　　数：210 千字　　　　　　　　　　　定　　价：88.00 元
ISBN 978-7-5130-7517-6

序

　　健康老龄化是应对人口老龄化的必由之路。当前，失能老年人口的快速增长给老年养老服务体系建设带来了巨大挑战。伴随着智能养老产业的快速发展，智慧社区居家养老服务也得到了迅速推广。智慧社区居家养老服务作为养老资源优化配置的创新模式，实践进程中存在着社区养老资源供给的结构性不足和服务资源的制度化依赖等亟待解决的问题，而心理问题突出、社会支持系统断裂、人文关怀的价值缺失等也成为失能老人智慧社区养老服务发展的现实困境。失能老人智慧养老模式的研究有利于推进智慧养老实践的探索和经验推广，实现智慧养老模式的元理论创新，为完善养老服务体系建设奠定坚实的理论基础；也有利于丰富与完善我国的老年社会学、老年社会工作、社会保障学等学科的发展，为提升失能老人的生活质量提供科学的理论依据。将社会工作专业的理论与方法融入失能老人智慧养老模式中，既有利于失能老人智慧养老模式的创新与发展，也有助于拓宽社会工作专业的研究领域。

　　许晓芸老师的著作从健康老龄化的视角切入，以失能老人智慧养老为研究对象，在勾勒失能老人群体肖像的基础上，系统探讨了基于信息化平台的失能老人智慧社区养老模式及其运行状况，深入剖析了智慧养老模式面临的供需困扰、制度困窘、伦理困境、资源困局、数字困惑等多维困境，并从社会工作的专业立场出发，探讨了失能老人智慧社区养老模式的建构与优化，提出了社会工作专业理论方法融入失能老人智慧社区养老模式的实践路径。该书研究主题明确，论证分析充分，论证逻辑清晰，资料引证翔实，行文流畅严谨，具有一定的理论深度和实践价值。该书具有以下较为突出的特点。

一是关注失能之痛的现实关照和养老挑战。中国老龄科学研究中心发布的《中国老龄产业发展报告（2021—2022）》显示，截至 2022 年年末，我国 60 岁及以上老年人达到 2.8 亿，其中半失能、失能和失智老人约 4400 万；80 岁以上的高龄老人中，失能、半失能率达 40% 左右，预计到 2030 年我国失能老人总人口还将大幅上升。"一人失能，全家失衡"不再是个别家庭的"家务事"，而是需要全社会直面的养老难题。如何走出失能老人背后的医养困境和照护困局？该书从走向老龄社会的养老挑战、失能老人及其基本特征、失能老人的照护需求和服务供给、失能老人养老的现实挑战、失能老人智慧养老的多维困境、失能老人的智慧养老模式建构等方面对失能老人这一特殊群体的养老问题进行了全面细致的研究；运用实地调研和大量问卷调查相结合的研究方法，提出了一些有见地的观点，为多元化养老提供了宝贵的经验探索，为失能老人的智慧社区养老提供了一种现实关怀的实践路径。

二是梳理智慧养老的实践经验和社区模式。智慧养老是借助信息技术的新型养老模式，也是应对失能老人养老问题的新思路。失能老人智慧社区养老模式的建构与优化研究有助于保障和提高失能老人的生存和生活质量、提升失能老人的养老满意度，有利于创新失能老人养老方式，弥补传统养老模式和治理短板，改善沟通方式，提高服务质量，为我国养老产业发展和老龄事业提供经验借鉴和实践指导。社会工作介入失能老人智慧社区养老，既要评估失能老人的实际需要，也要关注照顾者的困境和需求，还要从家庭内部发掘潜在的希望和能量，从个体、家庭、社区、政策等层面介入失能老人的现实照顾问题，赋权增能服务对象，链接整合照护资源，建立、完善关怀系统，进而优化失能老人智慧社区养老服务模式，具有突出的理论价值和现实意义。

三是具有社会工作的专业情怀和理论视角。在"互联网+"的背景下探索社区养老，既需要考虑中国传统的养老习惯和文化，也需要立足信息化、大数据的智慧社区实现现状，还需要综合考虑养老产业、养老服务业的整体规划与发展趋势。该书既突出了关注智慧养老的前沿意识，也表明了社会工作介入失能老人养老的专业立场。在推进健康老龄化、积极老龄化的当下，该书基于社会工作助人的专业视角，探索以居家养老为基础的家庭照护、加强社区老年照护服务、转型升级医养结合服务新模式的长照策略，达成失能老人老化态度转变、老年人力资源活化、照护资源有效整合的增能预期，进而弥合智慧养老治理实践中的裂痕。同时，该书坚持服务为本、人文关怀和社会工作价值追求的深度融合，追求服务至上与项目评估的动态耦合效应，实现了失能老人的"就地老化"和"成功老化"，具有一定的理论创见。

老龄化社会和数智化社会的叠加汹涌而来，如何安度晚年是每一个个体需要面对的人生课题，如何让更多的老年人享有高质量晚年生活是时代的永恒主题，而失能老人如何"在地化"照顾、老龄群体如何健康赋能、如何营造数字养老新模式新业态等问题，都是数智化时代养老服务业高质量发展的关键命题。希望作者再接再厉，在智慧康养领域继续深耕，期待在"智龄"社会的研究中不断推出新作。

国家四部委铸牢中华民族共同体意识研究基地首席专家

内蒙古大学教授，博士生导师

何生海

2024 年 4 月 16 日

目 录

绪　论

作为当今三大世界性社会问题之一的老龄化问题，指的是人口老龄化，按照国际通行标准，主要是指60岁以上的老年人口占总人口的比例超过10%，或者65岁以上的老年人口占总人口的比例超过7%。第七次全国人口普查显示，中国大陆31个省、自治区、直辖市人口共14.4亿，其中60岁及以上人口26 402万人，占总人口的18.70%；65岁及以上人口19 064万人，占总人口的13.50%。与"六普"时相比，60岁及以上人口的比重上升5.44个百分点，65岁及以上人口的比重上升4.63个百分点。除西藏外，其他30个省份65岁及以上老年人口比重均超过7%，其中，12个省份65岁及以上老年人口比重超过14%。❶人口快速老龄化趋势和高龄化的进程都明显加快，人口老龄化程度进一步持续加深，高龄、失能老人急剧增多，随之而来的多元化服务需求持续增长。第四次中国城乡老年人生活状况抽样调查显示，我国失能、半失能老年人约为4 063万人，占老年人口的18.3%，预计到2050年会达到9 000多万人。❷2019年民政事业发展统计显示，全国共有3 579.1万老年人享受老年人补贴，其中享受高龄补贴的老年人2 963.0万人，享受护理补贴的老年人66.3万人，

❶ 参见国家统计局：第七次全国人口普查公报（第五号）[EB/OL].（2021-05-11）[2021-08-10]. http://www.stats.gov.cn/tjsj/zxfb/202105/t20210510_1817181.html. 引用时数据进行了四舍五入。

❷ 叶正兴，李桂兰.4000万失能老人急需照料[N]. 健康时报，2018-02-02.

享受养老服务补贴的老年人 516.3 万人，享受综合老龄补贴的老年人 33.5 万人。全国共支出老年人福利经费 453.0 亿元。[1]在人口快速老龄化且高龄化的进程中，失能和高龄老年人口的快速增加对老年长期照护体系建设提出了更高的要求[2]，如何有效地应对失能及失能照护带来的压力和挑战，成为人口老龄化研究关注的焦点。

2016 年 10 月，中共中央、国务院印发《"健康中国 2030"规划纲要》，明确提出要把健康摆在优先发展的战略地位，把健康融入所有政策，积极发展养老服务业，加快推动健康老龄化。2017 年 10 月，党的十九大报告指出："实施健康中国战略。支持社会办医，发展健康产业。积极应对人口老龄化，构建养老、孝老、敬老政策体系和社会环境，推进医养结合，加快老龄事业和产业发展。"[3]2022 年 10 月，党的二十大报告指出："实施积极应对人口老龄化国家战略，发展养老事业和养老产业，优化孤寡老人服务，推动实现全体老年人享有基本养老服务。"[4]健康老龄化是应对人口老龄化的必由之路，是健康中国的内在要求，推进健康老龄化是建设健康中国的重要任务。养老事业引领着养老产业和养老福利的目标走向，推进养老事业良性健康发展，就是要实现"养老产业化""养老福利化"经济目标和社会目标的有机统一。

尽管面对老龄化、高龄化、空巢化的多重挑战，但我国的养老服务业也实现了快速而稳定的发展，已初步建立起以居家为基础、社区为依托、机构为支

[1] 民政部 . 2019 年民政事业发展统计公报 [EB/OL].（2020-09-08）[2020-10-10]. http://images3.mca.gov. cn/www2017/file/202009/1599546296585.pdf.

[2] 杜鹏 . 建立符合中国基本国情的老年照护制度 [J]. 社会建设，2017（1）：3.

[3] 习近平 . 决胜全面建成小康社会 夺取新时代中国特色社会主义伟大胜利——在中国共产党第十九次全国代表大会上的报告 [EB/OL].（2017-10-27）[2019-08-07]. http://www.xinhuanet.com/2017-10-27/ c_1121867529.html.

[4] 习近平 . 高举中国特色社会主义伟大旗帜 为全面建设社会主义现代化国家而团结奋斗——在中国共产党第二十次全国代表大会上的报告 [M]. 北京：人民出版社，2022：49.

撑的养老服务体系。[1] 自 2012 年开始，我国就已开展智慧养老的探索。2017 年 2 月，工业和信息化部、民政部、国家卫生计生委联合发布《智慧健康养老产业发展行动计划（2017—2020 年）》。2021 年 10 月，工业和信息化部、民政部、国家卫生健康委三部门共同印发《智慧健康养老产业发展行动计划（2021—2025 年）》，提出要通过实施智慧养老服务推广工程，推进新一代信息技术及智能设备在居家、社区、机构等养老场景集成应用，重点打造家庭养老床位、社区助老餐厅、养老院等智慧化解决方案，创新互联网 + 养老、"时间银行"互助养老、老年人能力评估等智慧养老服务。[2] 智慧养老逐渐从崭露头角的市场新业态上升为堪当大任的国家新产业，有力地推动了智慧养老产业和养老事业的可持续发展，智慧养老模式探索的理论和实践都更加深入。

伴随着智慧养老产业的快速发展，智慧社区居家养老服务也得到了迅速推广。然而，智慧社区居家养老服务作为养老资源优化配置的创新模式，在实践进程中存在着社区养老资源供给的结构性不足和服务资源的制度化依赖问题。如何走出智慧社区居家养老服务的资源困局，进一步优化养老服务成为本书着力解决的问题。

一、问题的提出及意义

2017 年的统计结果显示，我国至少 1000 万失能老人需要长期照护床位，最保守估计服务床位数是 565 万张，但当时还不到 130 万张，实际缺口达到

---

[1]　国务院关于加快发展养老服务业的若干意见 [EB/OL].（2013-09-13）[2019-07-15]. http://www.gov.cn/zwgk/2013-09/13/content_2487704.html.

[2]　工业和信息化部 民政部 国家卫生健康委关于印发《智慧健康养老产业发展行动计划（2021—2025 年）》的通知 [EB/OL].（2021-10-27）[2022-08-10]. https://www.mca.gov.cn/n152/n165/c39347/content.html.

400 万张，护理人员缺口 1000 万人，❶供需矛盾突出。全社会防范老年失能的风险意识淡薄，长期照料服务设施和机构滞后，长期照护缺乏制度性保障，长期护理险尚在试点当中，实现失能老人的"老有所护"任重道远。

失能老人智慧社区养老模式建构与优化的目标不仅是智慧社区信息服务平台的建立与共享，更应着眼于失能老人的特殊需求，为失能老人提供人性化、精准化、高效率的养老服务。当前，失能老人智慧社区养老作为一种新的养老模式，仍存在养老需求与养老供给失衡、养老资源整合规范化程度不高的普遍性问题，而心理问题突出、社会支持系统断裂、频繁遭遇权益受损这些群体性特征也是失能老人智慧社区养老发展必然要面对的挑战。社会工作的专业理论与方法在应对失能老人养老问题中有着独特的优势，失能老人智慧社区养老模式的建构与优化应该引入社会工作的专业方法。

因此，本书试图通过搜集第一手资料，总结、归纳失能老人智慧社区养老模式的运行现状，深入分析失能老人智慧社区居家养老模式的发展困境，提出失能老人智慧社区居家养老模式的优化路径，研究如何借鉴、引入社会工作的理念和方法，进一步优化失能老人智慧社区养老模式。

（一）理论意义

第一，养老模式及相关理论的研究是老龄问题研究视域中的重要议题。智慧养老是借助于信息技术的新的养老模式，当前正处于探索发展阶段。对智慧社区养老模式的系统研究，有利于推进智慧养老实践的探索和经验推广，实现智慧社区养老模式的元理论创新，为完善养老服务体系建设奠定坚实的理论基础。

第二，老年人是一个具有独特需求的群体，失能老年人更是面临着年老和

---

❶ 叶正兴、李桂兰 . 4000 万失能老人急需照料 [N]. 健康时报，2018-02-02.

失能的双重困境。对失能老人智慧社区养老模式的研究，是对失能老人这一特定弱势群体进行专门、细致的分类研究，这将有利于丰富与完善我国老年社会学、老年社会工作、社会保障学等学科的发展，同时，也将为提升失能老人的生活质量提供科学的理论依据。

第三，将社会工作专业的理论与方法融入失能老人智慧社区养老模式中，既有利于失能老人智慧养老模式的创新与发展，也有助于拓宽社会工作专业的研究领域。

（二）实践意义

失能老人增多是中国人口老龄化过程的必然趋势，失能老人的养老问题成为当前我国养老服务中亟待解决的首要问题。智慧养老是借助于信息技术的新的养老模式，也是应对失能老人养老问题的新思路，因此，失能老人智慧社区养老模式的建构与优化研究具有重大的现实意义。

第一，失能老人智慧社区养老模式优化研究有助于保障和提高失能老人的生存和生活质量、提升失能老人的养老满意度，对于促进社会的稳定和谐具有较强的社会现实意义。

第二，失能老人智慧社区养老服务模式的优化研究有利于创新失能老人养老方式，弥补传统养老模式短板，提高服务质量，为我国养老产业发展和老龄事业提供经验借鉴和实践指导。

第三，社会工作在应对失能老人养老问题上具备独特优势，借鉴社会工作的理论方法，可以有力推进失能老人智慧社区养老模式的建构与优化，不断提升失能老人智慧养老的服务质量。

二、国内外研究的现状和趋势

（一）失能老人相关问题研究综述

英国、美国、日本等发达国家较早步入老龄化社会，所以对失能老人的相关研究起步较早，研究成果比较丰富，有的研究关注失能老人需求相关的长期照护问题，有的研究聚焦失能老人照护政策的出台与制度的完善。鉴于西方发达国家成熟的社会化照料模式，学界习惯于将长期照护议题与失能老人群体联系起来进行研究，基于需求导向的失能老人长期照护的实现和改善成为所有研究共同的焦点。

国内关于失能老人的研究起初主要集中在医学领域，随着老龄化的加速和高龄化的加剧，"失能"成为无法回避的现实问题，同时也更为广泛地进入社会科学研究领域。2010—2021 年，失能老人的相关研究总体上在增长，如图 0-1 所示。

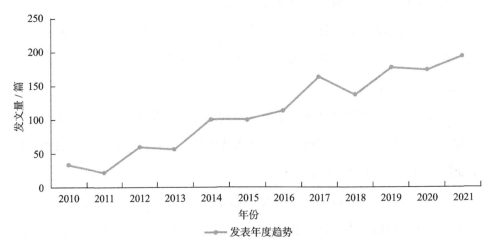

图 0-1　2010—2021 年"失能老人"研究趋势

笔者于 2021 年 1 月在中国知网总库以"失能老人"为篇名检索，从 2010

年到 2020 年 11 年间相关文献达到 1135 篇，其中学术期刊 684 篇、学位论文 290 篇、会议论文 18 篇、报纸 81 篇、图书 3 本、应用性成果 7 篇、学术辑刊 7 篇、特色期刊 45 篇。研究主题主要分布在失能老人（848）、长期照护（122）、农村失能老人（83）、家庭照顾者（41）、影响因素（37）、社会支持（35）、医养结合（34）、长期照护服务（34）、照顾者（34）、养老机构（33）、disabled elderly…（28）、照护需求（25）、长期照料（24）、影响因素研究（24）、影响因素分析（23）、城市失能老人（21）、社会工作介入（20）、半失能老人（20）、养老服务（19）、照护服务（19）、the disabled elderly…（17）、主要照顾者（16）、个案工作（16）、生活质量（15）、精神慰藉（14）、照顾负担（14）、照护者（14）、长期护理保险（14）、长期护理（14）、家庭照顾（13）（图 0-2）。由此可见，失能老人、长期照护、农村失能老人、家庭照顾者、影响因素、社会支持、医养结合等既是当前的社会热点问题，也是学者研究的热点领域。同时，社会工作介入、个案工作等专业方法进入失能老人服务领域，相关的交叉研究频频出现。

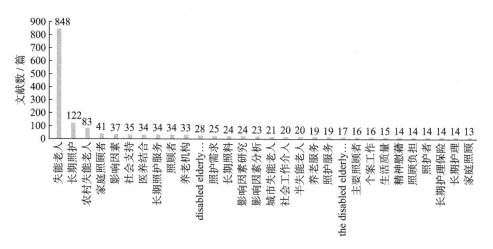

图 0-2　2010—2020 年"失能老人"研究主题分布

失能老人的生活现状及需求研究一直是国内失能老人研究的主要内容。潘金洪等人基于第六次全国人口普查数据，测算了中国老年人口失能率及失能规模，对全国及分省区、城乡、年龄、性别的老年人失能比例及规模进行了分析，认为我国老年人口的失能规模为522万，总失能率为2.95%，老年人口失能率在城市、镇、乡村之间存在较大差距，城市失能率最低（2.35%），其次是镇（2.60%），最高是乡村（3.33%）。[1] 陆杰华、张莉利用中国老年社会追踪调查（CLASS2014）数据，采用有序 Logistic 回归方法对老年人的照料需求模式及其影响因素进行分析，发现社会化照料模式已被老年人慢慢接纳，但是未能改变家庭为主的传统照料模式的主体地位。现阶段的中国老年人照料需求模式正在转变且具有显著的地区差异，自西向东表现出对社会化照料模式的接纳。[2] 郭延通等通过对失能与非失能老人社区养老服务需求的比较分析发现，不同健康状况、不同年龄、患慢性病的种数、子女数量等因素影响着老年人的需求。[3] 姜向群等认为伴随人口老龄化和高龄化的发展，老年人口中带残存活者的数量不断增多，长期照料服务将是未来社会养老服务的重点，居家长期照料仍是老年人照料的主要模式，可以从短期目标与长期规划两个方面着手推进失能老年人的社会服务发展。[4] 常红霞等采用横断面调查的研究设计，对北京市大兴区317名重度失能老年患者的照顾者进行调查，发现导致失能的疾病、收入、有无配偶、子女个数等是影响失能

[1] 潘金洪，帅友良，孙唐水，等.中国老年人口失能率及失能规模分析——基于第六次全国人口普查数据 [J].南京人口管理干部学院学报，2012（4）：2-6，32.
[2] 陆杰华，张莉.中国老年人的照料需求模式及其影响因素研究——基于中国老年社会追踪调查数据的验证 [J].人口学刊，2018（2）：22-33.
[3] 郭延通，郝勇.失能与非失能老人社区养老服务需求比较研究——以上海市为例 [J].社会保障研究，2016（4）：25-33.
[4] 姜向群，刘妮娜，魏蒙.失能老年人的生活状况和社区照护服务需求研究 [J].老龄科学研究，2014（7）：30-36.

老人接受社区养护机构服务的主要因素，重度失能老人对社区卫生服务的需求较多，应加快发展社区卫生服务。[1]杨茜等人对387名失能老人的整群抽样调查发现，失能老人最大的需求是基础护理服务，其次是精神抚慰、生活照料、康复理疗、专业护理等服务。社区失能老人的居家医养护服务应重点关注高龄、经济困难、丧偶、失能等级高的老年人。[2]左敏、胡鹏有针对性地研究了"农集区"失能老人的需求集中在居家照护和被配偶、子女照护，提出了居家照护需求协作模式。[3]

失能老人养老服务供给的研究是国内失能老人研究的关注焦点。失能老人配偶及子女依然是养老服务提供的主体，杜鹏等认为家庭成员是失能老人养老服务供给的主要责任人，失能老人养老服务的质量很大程度上受到家庭照顾者情绪的影响，有必要对失能老人家庭主要照顾者提供一定的支持。[4]郝晓宁等的调查显示失能老人主要照料者为子女的占比51.3%，配偶的占比为28.2%，其他亲戚朋友占比15.3%，利用保姆或社会服务的仅占3.8%。[5]苏群等的中国健康长寿调查数据显示，在农村失能老人的家庭照料中子女及其配偶是家庭照料的主要承担者，这一比例高达63%，但也存在子女照料不到位、相互推诿的不良现象。[6]肖云等认为机构养老是失能老人达到个人养老福利最

[1] 常红霞，杜娟，马秀华.重度失能老人对社区卫生服务需求的调查分析[J].中国社会医学杂志，2018（3）：263-266.

[2] 杨茜，黄荣惠，冯莉，等.社区失能老人对居家医养护需求及影响因素分析[J].护理研究,2020(21)：3786-3790.

[3] 左敏，胡鹏."农集区"失能老人居家照护需求协作模式——基于生态系统理论视角[J].社会科学家，2020（9）：128-132.

[4] 杜娟，钱晨光，徐薇，等.北京市某城区失能老人家庭照顾者的抑郁情绪现况调查[J].中国心理卫生杂志，2014（7）：506-511.

[5] 郝晓宁，薄涛，刘建春，等.北京市失能老人照料现状及需求影响因素研究[J].中国卫生经济，2015（8）：59-62.

[6] 苏群，彭斌霞，陈杰.我国失能老人长期照料现状及影响因素——基于城乡差异的视角[J].人口与经济，2015（4）：69-76.

大化的最优选择，建议政府加大对养老机构的资金与政策支持。❶政府在失能老人养老服务供给中福利性供给主体的角色不可或缺，现有研究普遍认为政府在失能老人养老服务相关政策制定、执行与反馈监督阶段都应发挥主导作用，并建议建立失能老人护理津贴制度、长期护理保险制度等。❷非政府组织参与养老服务供给已成为普遍共识，祁峰认为非政府组织应当提供养老服务，政府应当为非政府组织提供优惠政策、加强非政府组织自身养老服务能力建设。❸陈娜等以社会工作介入失能老人养老服务供给为研究主题，发现非政府组织的介入可以有效链接、合理利用社会支持资源，让失能老人享受高质量服务，建议建立扶持政策，寻求参与失能老人养老服务的社会力量，通过干预手段提高这些养老服务供给主体的参与意识与社会认同感。❹何文炯、杨一心认为低收入失能老人迫切需要建立非保险型照护保障，提出建立失能老人照护服务补助制度。❺李丹、白鸽认为养老机构中存在着失能老人社会隔离现象，提出养老机构应完善失能老人分类管理体系，推动建设机构责任、家庭孝道及社会支持相结合的养老事业共同体，建设家庭标准化照护床位，完善社区居家养老服务体系。❻

失能老人长期照护问题一直是失能老人研究的重点内容，并逐渐成为国家和社会关注的民生保障重点，社区中失能老人的长期照护服务需求主要集中在日常生活照护方面。失能老人的照护需求具有刚性增长的特点，照护需求难

❶ 肖云，随淑敏.我国失能老人机构养老意愿分析——基于新福利经济学视角 [J].人口与发展，2017（2）：91-99.

❷ 涂爱仙.供需失衡视角下失能老人长期照护的政府责任研究 [J].江西财经大学学报，2016（2）：70-76.

❸ 祁峰.非营利组织参与居家养老的角色、优势及对策 [J].中国行政管理，2011（10）：75-78.

❹ 陈娜，袁妮.增能视阈下失能老人机构养老的社会工作介入探讨 [J].中国老年学杂志，2018（2）：482-485.

❺ 何文炯，杨一心.失能老人照护服务补助制度研究 [J].社会政策研究，2020（2）：26-39.

❻ 李丹，白鸽.何以为家：养老机构中失能老人的社会隔离研究——基于 C 市养老机构的调研 [J].中州学刊，2020（8）：67-72.

以被充分满足已成为居家失能老人面临的普遍性难题。对于活动能力受到严重制约的失能老人，空间因素会对其照护需求的满足产生重要影响。吴丹贤、高晓路基于空间资源链接的视角，分析认为居家失能老人的照护需求满足程度远低于自理老人，相较于资源存量，空间资源的有效链接是提高需求满意度的关键，建议通过营造"使能环境"，促进老年友好型社区的建设，优化居家老人的照护服务组织。❶孙鹃娟、吴海潮基于"中国老年社会追踪调查"数据，认为农村老人、高龄老人、低收入老人、教育程度低的老人面临的失能风险更大；我国应对老年人长期照护的主要挑战有资金的充分性和可持续性不足、专业化机构和护理服务人员数量有限，提出在新健康老龄化的框架下，应构建基于多元化需求的具有中国特色的整合性长期照护体系。❷孙建娥提出应该建立"四位一体"的老年人长期照护服务体系，以政府为主导，以家庭为基础，以社区为依托，以机构为支撑，为失能老人提供生活照料、精神慰藉、医疗康复等一系列的长期照护服务。❸张明锁提出建立可持续发展、可操作性强的失能老人"类家庭"长期照护模式。❹杨团认为用养老服务涵盖甚至替代长期照护服务，导致政策靶向不准，结构失衡，人才短缺，致使对失能失智老人的照料严重不足，建议制定独立的长期照护政策规划，进行政策基础工程建设。❺张敏、李肖关注农村失能老人家庭照顾者的角色冲突，提出了缓解家庭照顾者角色冲突的应对之策。❻

❶ 吴丹贤，高晓路.居家失能老人照护的未满足需求分析——基于空间资源链接的视角 [J].国际城市规划，2020（1）：29-35，46.

❷ 孙鹃娟，吴海潮.我国老年人长期照护的供需特点及政策建议 [J].社会建设，2019（6）：3-14.

❸ 孙建娥，王慧.城市失能老人长期照护服务问题研究——以长沙市为例 [J].湖南师范大学社会科学学报，2013（6）：69-75.

❹ 张明锁，杜远征.失能老人"类家庭"照护模式构想 [J].东岳论丛，2014（8）：26-29.

❺ 杨团.中国长期照护的政策选择 [J].中国社会科学，2016（11）：87-110，207.

❻ 张敏，李肖.农村失能老人家庭照顾者的角色冲突研究 [J].云南农业大学学报（社会科学），2020（4）：46-53.

我国长期照护制度具有集"多阶段照顾与分级制护理"于一体的结构性特征。陈伟在"供给侧结构性改革"的制度设计背景下提出"需求导向型供给侧改革"，尝试寻求趋近于"精准化结构性改革"的路径。❶失能老人长期照料服务体系构建成为民生重要议题，也成为照料模式变革的难点。邓大松、李玉娇通过生存脆弱性和制度适从度，基于老年照护与医疗服务关系的重构，提出了政府主导、多元参与的包容性发展路径，设计了养老政策精准衔接、服务管理精细化等具体机制，强调政府在失能老人长期照护服务体系构建中的主导作用，提出应积极打造良性市场环境，搭建服务供给平台，构建科学、完善的失能老人长期照护服务体系，进而提升失能老人的生存质量和健康福利。❷雷咸胜预测失能老年人口的增速从 2030 年开始下降，未来失能老年人逐渐趋向于高龄化，认为长期照护保险制度的建立需要与一定的经济发展水平相适应，照护服务应从注重机构照护逐渐转向注重家庭照护；可优先建立长期照护救助制度，有条件的地区可以探索长期照护保险制度，当长期照护救助制度和长期照护保险制度逐渐完善后，再考虑建立长期照护福利制度。❸高业兰、杨玉佩基于主要照顾者负担，提出应健全老年长期照顾保险制度，完善失能评估，推广"医院—社区—家庭"为一体的护理服务机构。❹

总的来看，研究的具体内容既包括失能老人的照料需求、养老服务等，也包括长期照护体系构建、政策设计、服务模式等；既有理论模型构建，也有实证数据分析，还有政策建议与对策探讨，失能老人长期照护问题得到了极大的关注。

---

❶ 陈伟 . 长期照护制度中失能老人的"需求导向型供给侧改革"研究 [J]. 学习与实践，2018（1）：91-100.

❷ 邓大松，李玉娇 . 失能老人长照服务体系构建与政策精准整合 [J]. 西北大学学报（哲学社会科学版），2017（6）：55-62.

❸ 雷咸胜 . 中国失能老年人长期照护需求规模预测及制度建设对策研究 [J]. 残疾人研究，2019（4）：80-87.

❹ 高业兰，杨玉佩 . 失能老人主要照顾者负担及影响因素 [J]. 中国老年学杂志，2020（22）：4913-4917.

（二）社区（居家）养老研究综述

笔者于 2021 年 1 月在中国知网总库检索了从 2010 年至 2020 年社区养老的相关研究，以"社区养老"为篇名的相关文献达到 2 498 篇，其中学术期刊 1 445 篇、学位论文 631 篇、会议论文 69 篇、报纸 189 篇、应用性成果 2 篇、学术辑刊 2 篇、特色期刊 160 篇，研究总体呈现增长趋势（图 0-3）。

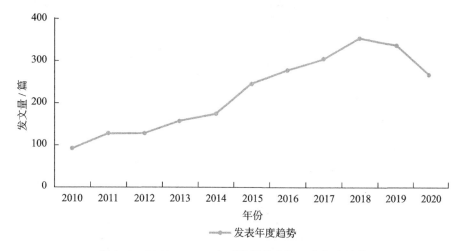

图 0-3 2010—2020 年"社区养老"研究年度趋势

研究内容涵盖社区养老服务模式构建、居家和社区养老的地方经验和对策研究、城乡社区养老服务差异比较、社区养老中的医养结合、智慧社区养老服务等方面，智慧社区养老的研究既探索智慧社区养老模式，也关注智慧社区养老服务体系。李丽君的研究指出，社区养老服务存在城乡发展不平衡、相关配套法律政策不完备、服务内容提供缺少个性化、服务对象覆盖不全面、服务资源整合能力不足、缺少专兼结合的社区养老服务队伍等问题。❶

---

❶ 李丽君 . 社会治理视角下的社区养老服务模式探析 [J]. 兰州学刊，2015（7）：187-192.

从表 0-1 可以看出，主题分布频次排名前十五的高频词，其中社区养老、社区养老服务、养老服务、社区养老模式、城市社区养老服务等既是学者研究的热点，也是近年社区养老研究的社会热点问题。

表 0-1　社区养老研究中频次排名前十五的主题分布

序号	主题分布	频次	占比 /%
1	社区养老	1246	49.80
2	社区养老服务	823	32.89
3	养老服务	247	9.87
4	社区养老模式	223	8.91
5	城市社区养老服务	87	3.47
6	城市社区养老	86	3.44
7	社区养老服务体系	85	3.40
8	城市社区	75	3.00
9	农村社区养老	75	3.00
10	养老模式	75	3.00
11	社区养老设施	59	2.36
12	社区养老服务设施	54	2.16
13	社区养老服务模式	54	2.16
14	医养结合	53	2.12
15	智慧社区	41	1.64

笔者于 2021 年 1 月在中国知网总库检索了从 2010 年至 2020 年社区居家养老相关研究，以"社区居家养老"为篇名的相关文献 1 951 篇，其中学术期刊 1 079 篇、学位论文 590 篇、会议论文 41 篇、报纸 133 篇、应用性成果 5 篇、学术辑刊 6 篇、特色期刊 97 篇，研究总体保持增长态势（图 0-4）。

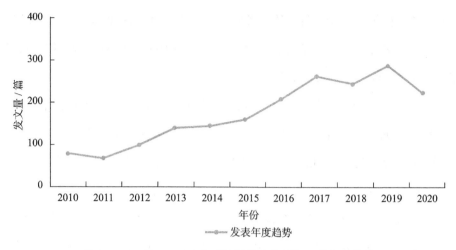

图 0-4　2010—2020 年 "社区居家养老" 研究年度趋势

社区居家养老在国外一般被定义为社区照顾，其研究主要集中在服务类型和服务运营模式两个方面。从社区居家养老服务类型来看，因实践途径不同可以区分为在社区内照顾（care in the community）和由社区照顾（care by the community）两种；因具体实施方式不同可进一步区分为服务承包、补贴制度、志愿服务、自助性服务、凭单购买等。从社区居家养老的运营模式来看，主要表现为两种基本运营模式，一种是政府主导下的公共福利性质的非营利性运营方式，另一种是为满足老年群体多样化需求而展开的高层次社会服务。

国内社区居家养老的研究始于 20 世纪 90 年代，伴随着老龄化和高龄化速度的加快，社区居家养老研究主要从以下方面展开。

第一，社区居家养老基本内涵的基础研究，强调居家养老在中国养老服务体系中的基础性地位，社区居家养老作为供给主体的地位不断凸显。社区居家养老服务指的是在政府主导下，以家庭为根本，城乡社区作为平台，依靠社会保障制度向老年人提供所需的基本养老服务。其中，企业、社会组织为老年人提供专业化服务，基层群众性自治组织和志愿者提供公益互助服务，满足居住在家庭中的老年人所需的社会化养老服务，服务内容涵盖生活照料服务、医疗卫生服务、精神慰藉服务等。[1] 学者们一致认为，社区居家养老的服务对象是社区内的养老需求群体，服务内容上应涵盖生活照料、康复指导、医疗服务、心理疏导等方面，服务方法应当专业化。

第二，政策视角下社区居家养老的对策研究。钱宁探讨了社区居家养老服务作为治理中国人口老龄化问题社会福利政策的重要作用并提出应对策略。[2] 陈为智认为我国社区居家养老服务中主要存在基层制度不完善，绩效导向、服务主体不明，服务权责不清、服务内容与服务需求不契合等关键问题，未来社区居家养老可持续发展需要考虑社区居家养老福利政策中心化，需求导向与服务的社会化、市场化趋向等因素。[3] 陈岩燕、陈虹霖认为服务知晓度和服务可及性这两个因素也影响不同类型服务的使用，服务递送过程中既要考虑基于个体性差异的精准递送，也要提高服务信息传递的效果和效率，并优化服务的可及性。居委会社区工作者应完成向个案管理者角色的转型，将直接服务与间接服务相结合，有助于最大限度地落实各项养老政策在基层社区的执行及服务的实际递送。[4] 戚晓明、郭志芹在对南京市玄武区五家典型的社区居家养老服务机构深入调查的基础上，提出拓宽资金来源、根据需求落实服务人员、丰富服务供给、完善医养融合操作和监管政策、发挥政府职能推动养老服务供给侧改革等对策建议。[5] 董晓英通过量化研究方法探索了"居家养老"过程中老年人的社会支持网络对"积极老龄化"政策实施的

❶ 陆杰华，周婧仪.基于需求侧视角的城市社区居家养老服务满意度及其对策思考 [J].河北学刊，2019（4）：166-171，184.

❷ 钱宁.破解中国社区居家养老难题的政策建议 [J].中国民政，2015（19）：64.

❸ 陈为智.当前社区居家养老服务中的关键问题反思及前瞻 [J].西北人口，2016（3）：100-104.

❹ 陈岩燕，陈虹霖.需求与使用的悬殊：对社区居家养老服务递送的反思 [J].浙江学刊，2017（2）：30-37.

❺ 戚晓明，郭志芹.社区居家养老服务机构发展中的问题及对策研究——基于南京市玄武区的调查 [J].江苏社会科学，2017（5）：25-31.

影响。❶廖鸿冰、李斌分析了社会工作介入社区居家养老服务的必然性，并对介入路径进行了探索。❷闫金山、彭华民提出应建立以家庭为核心的"一核三维"多元共治老人照料体系。❸龚俊杰探索了医养结合社区居家养老模式。❹崔树义等人基于1200名老年人供需视角下的调查研究，从需求释放、质量提高、制度完善、环境改善、人才培养、社区参与六个方面提出了社区居家养老服务提质增效的举措。❺

第三，信息化时代"互联网+"背景下社区居家养老服务发展的问题研究。童星认为社区居家养老就是以居家为基础、以社区为依托、以上门服务和社区日托为主要形式，并引入养老机构专业化服务的社会化养老模式；社区居家养老必须走"互联网+"的道路，要充分利用社区外的资源为社区内的居家老人服务。❻李长远关注"互联网+"思维在社区居家养老服务中应用的问题，提出打造智能养老产业新业态，突破政府、平台、技术、服务商四个方面的障碍，可以实现我国"互联网+社区居家养老服务"的深度融合。❼穆光宗、朱泓霏总结了"虚拟养老院"的经验、特点和优势，分析了专业养老社区的成败、利弊及社区服务的类别、作用和方向，提出养老的服务职能社会化、服务地点社区化、服务机制市场化和服务联结网络化是打破我国养老困局的基本路向。❽姜清玉、

---

❶ 董晓英."积极老龄化"政策下的社区居家养老与社会支持网络——基于山西省长治市老年人居家养老的社会支持调查 [J].吉首大学学报（社会科学版），2017（S2）：64-68.

❷ 廖鸿冰，李斌.社会工作介入社区居家养老服务研究 [J].湖南社会科学，2014（6）：121-124.

❸ 闫金山，彭华民.居家老人多元共治照料体系构建策略 [J].中州学刊，2018（3）：71-77.

❹ 龚俊杰.医养结合社区居家养老模式 [J].中国老年学杂志，2020（8）：1777-1781.

❺ 崔树义，杨素雯，田杨.供需视角下社区居家养老服务提质增效研究——基于山东省1200名老年人的调查 [J].山东社会科学，2020（9）：127-133.

❻ 童星.发展社区居家养老服务以应对老龄化 [J].探索与争鸣，2015（8）：69-72.

❼ 李长远."互联网+"在社区居家养老服务中应用的问题及对策 [J].北京邮电大学学报（社会科学版），2016（5）：67-73.

❽ 穆光宗，朱泓霏.中国式养老：城市社区居家养老研究 [J].浙江工商大学学报，2019（3）：92-100.

李亚军认为以"智慧社区"建设为依托，充分利用信息手段和互联网技术，可以对社区居家养老医疗服务空间进行优化配置，从而创新社区居家养老服务模式，提升城市公共医疗资源配置。❶ 社区介入养老服务供给是政策所向、现实所需。孙继艳等通过社区提供的养老服务项目、老年设施供需的对比分析，提出在社区养老服务潜在需求巨大的客观现实情况下，应当深入融合社区与家庭的关系，共同致力于为失能老人提供全方位的养老服务。❷ 刘婕、楼玮群根据上海同批居家高龄失能老人的追踪调查，认为社区正在发挥越来越重要的作用。❸ 张利等聚焦社区基层医疗卫生机构参与失能老人长期照料，提出政府主导，基层医疗卫生机构参与，共同推动社区长期照料服务体系建设。❹ 杨柯、汪志涛提出了以社区为核心、以社区居家养老服务信息平台和社区智能物联网平台为基础、多方参与的社区居家养老服务模式。❺

（三）智慧养老的研究综述

英国生命信托基金会最早提出了"智慧养老"的概念，强调老人在日常生活中突破时间和地理环境的限制，在自己家中就能过上高质量的生活。国外有很多关于智慧养老的不同表达，如 Smart Care for Elderly，Smart Care for the Aged，Smart Senior Care，Intelligent Elderly Support 等。智慧养老也被称为"全

---

❶ 姜清玉，李亚军.社区居家养老智慧医疗空间优化配置策略分析 [J].学海，2020（3）：63-65.

❷ 孙继艳，郝晓宁，薄涛.北京市失能老人社区照顾现状及需求分析 [J].中国卫生政策研究，2016（11）：57-64.

❸ 刘婕，楼玮群.上海市同批居家高龄失能老人照顾状况的跟踪分析 [J].华东师范大学学报（哲学社会科学版），2015（4）：100-107，170.

❹ 张利，杨福，余红剑，等.基层医疗卫生机构参与失能老人长期照料的模式与促进对策 [J].中国老年学杂志，2017（3）：764-767.

❺ 杨柯，汪志涛.人工智能赋能下的社区居家养老服务模式构建研究 [J].云南行政学院学报，2020（3）：145-152.

智能化老年系统""智能养老系统""智能居家养老"等，或统称为"全智能化老年系统"。"智能"（Intelligent）更多地强调了技术和监控，早期的智慧养老是以智能传感的智慧养老功能系统设计为开端的❶，而"智慧"（Smart）则更多地突出了"人"的主体性和主体地位。国外对智慧养老领域的研究始于 20 世纪 80 年代，在对卫生领域信息平台的研究中，美国探索建立国家卫生信息共享网络，目的在于促进医疗机构间健康信息的互联互通，后来又重点关注智能家居的通信传感等实现技术及智慧领域的基建和智能环境搭建。国外有学者认为应利用互联网资源的潜在价值提高医院护理工作的信息获取能力❷；也有的学者认为社区居民应积极参与智慧社区建设，重视社区文化的建设和社区精神的发展，加强社区与外界互动能力的建设，促进多部门跨组织的合作，最大限度地满足居民需求。❸

国内智慧养老的研究起步相对较晚，2003 年国内学者开始了对"网络化养老""数字化养老"的探索性研究❹，2010 年后伴随学界对智慧城市的讨论，智慧养老的相关研究和社会实践得到了进一步推动，其理念和思路也得到进一步深化。2013 年后，学界将"智能养老""信息化养老""科技养老"等概念统统称为"智慧养老"。❺随着互联网、物联网和移动通信新技术的进一步发展，智慧养老成为信息技术革命和老龄化进程中一种全新的思路，相关研究也呈井

❶ WILLIAMS G, DOUGHTY K, CAMERON K, et al. A Smart Fall and Activity Monitor for Telecare Applications, Engineering in Medicine and Biology Society [J].Proceedings of the International Conference of the IEEE, 1998（3）：1151-1154.

❷ FARMER J, RICHARDSON A, LAWTON S. Improving Access to Information for Nursing Staff in Remote Areas：the Potential of the Internet and Other Networked Information Resources [J]. Energy Economics, 1999（1）：49-62.

❸ MELVIN DELGADO. Community Social Work Practice in an Urban Context：the Potential of a Capacity-Enhancement Perspective[M]. New York：Oxford University Press, 2000：207.

❹ 牛康.依托社区的信息网络化来探讨社区养老模式的可行性 [J].高科技与产业化, 2003（12）：58-60.

❺ 杜娟.NEC："智慧养老"推进养老行业标准化 [J].WTO 经济导刊, 2013（5）：54-55.

喷式增长。笔者于 2021 年 1 月在中国知网总库检索了从 2010 年到 2020 年有关智慧养老的研究，以"智慧养老"为篇名的相关文献 821 篇（图 0-5），其中学术期刊论文 554 篇、学位论文 95 篇、会议论文 8 篇、报纸 75 篇、图书 1 本、应用性成果 7 篇、学术辑刊 9 篇、特色期刊 72 篇。智慧养老的首篇学术论文发表于 2013 年，其后的研究总体上稳中有升，2017 年后每年的相关学术研究在 100 篇以上，逐渐成为研究的热点。

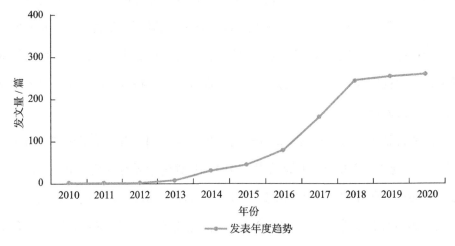

图 0-5 2010—2020 年"智慧养老"研究年度趋势

在已有智慧养老研究成果中，智慧养老的技术手段、信息服务平台优化设计的研究占了较大比例，智慧养老产业的发展、智慧养老模式的建构、智慧养老的困境与优化路径、智慧养老未来发展趋势也成为学者探索的主要方向。此外，针对智慧养老试点城市、地区的经验总结与反思也成为智慧养老研究的一个重要思路。左美云认为智慧养老就是利用信息技术，为老年人提供安全保护、医疗康复、娱乐交流等服务，实现老年人过得有尊严、幸福的目的，她提出了"SMART"智慧居家养老新模式。❶ 杨菊华认为使用智慧康养这个概念更

---

❶ 左美云. 智慧养老的内涵、模式与机遇 [J]. 中国公共安全，2014（10）：48-50.

为合适，智慧康养是一种状态与技术的结合或需求与供给的结合，智能技术是供给侧的核心要素，而康养状态决定客观需求，为老服务和康养服务是核心，智慧技术是手段和途径。❶郑世宝结合物联网时代养老方式的变化，分析了智慧养老的内涵及现阶段产品的发展方向，认为充分利用信息化、智能化技术，可以实现全方位、线上线下、综合性、医养结合养老服务。❷刘建兵认为智慧养老的本质是创新，核心是打造智慧居家养老服务平台。❸睢党臣等指出"互联网＋"理念拓展了居家养老服务发展的新思维，应多方合作实现"互联网＋居家养老"。❹

　　智慧养老服务供给创新和智慧养老发展一直是学术界关注的重要内容。廖楚晖认为当前我国智慧养老服务的总体问题是供给总量不足和供需结构性矛盾，并从全局性最优协同的视角探究了破解思路与实现路径，提出构建全局性协同的智慧养老服务模式，从整体上为老龄科学及养老服务学术研究领域提供一个全新的理论分析框架。❺唐美玲等人认为智慧社区居家养老服务的提出为解决社区居家养老服务中的信息流通不畅这一问题提供了方案，其从功能目标和实施途径两个角度构建了智慧社区居家养老服务的具体模式，并运用SWOT分析法提出了相应的应对战略，为中国智慧社区居家养老服务的构建提供了思路。❻黄剑锋、章晓懿认为智慧养老是破解中国老龄化问题的新路径，在对2011—2019年的相关政策文本及智慧养老产业发展现状历时性分析的基础上，

❶　杨菊华.智慧康养：概念、挑战与对策 [J].社会科学辑刊，2019（5）：102-111.

❷　郑世宝.物联网与智慧养老 [J].电视技术，2014（22）：24-27.

❸　刘建兵.智慧养老：从概念到创新 [J].中国信息界，2015（5）：90-93.

❹　睢党臣，彭庆超."互联网＋居家养老"：智慧居家养老服务模式 [J].新疆师范大学学报（哲学社会科学版），2016（5）：128-135.

❺　廖楚晖.智慧养老服务总体性问题破解与实现路径 [J].经济与管理评论，2019（6）：5-13.

❻　唐美玲，张建坤，雒香云，等.智慧社区居家养老服务模式构建研究 [J].西北人口，2017（6）：58-63，71.

分析了智慧养老产业政策在环境型、供给型和需求型政策工具方面的区别，并从优化政策工具和明确政企角色方面提出未来发展的路径。[1] 卢晓莉探讨了医养结合型智慧社区养老模式。[2] 杨波等人构建了智慧居家养老服务质量评价量表。[3] 郝丽、张伟健构建了基于大数据的"医疗—养老—保险"一体化智慧社区养老模式。[4] 陈莉等从智慧社区养老服务体系的基本原则、服务功能、服务载体、平台构成设计四个方面构建了智慧社区养老服务体系，并指出该体系构建面临数据互联不畅、平台设计不规范、供需对接不到位、行政依附性强等问题，从而提出了相应对策。[5] 张雷、韩永乐总结提出了智慧居家养老服务、智慧医疗养老服务、智慧机构养老服务和智慧城市养老服务的四种典型模式，并针对现存问题指出应倡导以老为本，建立完善的制度体系，扶持智慧产业发展，培育专业人才。[6] 刘霞通过对郑州市 30 个社区智慧养老及健康养老的现状调查，研究了智慧社区养老视角下的健康养老服务体系构建。[7] 王晓慧、向运华认为智慧养老的发展，应该以满足老年人的多元化和个性化需求为目标，政府应当承担起标准制定、网络系统建设与宣传的责任，推动智能产品和服务的多元化，不断加强为老服务队伍建设。[8] 杜春林、臧璐衡提出智慧养老服务供给的创新路径就是要从"碎片化运作"走向"整体性治理"。[9] 苏冰认为未来

[1] 黄剑锋，章晓懿.中国智慧养老产业政策研究——基于政策工具与技术路线图模型[J].中国科技论坛，2020（1）：69-79.

[2] 卢晓莉.医养结合型智慧社区养老模式初探[J].开放导报，2017（4）：88-92.

[3] 杨波，林毓铭，丑建忠.广州市智慧居家养老服务质量评价[J].社会保障研究，2017（4）：21-35.

[4] 郝丽，张伟健.基于大数据的"医疗—养老—保险"一体化智慧社区养老模式构建[J].中国老年学杂志，2017（1）：226-228.

[5] 陈莉，卢芹，乔菁菁.智慧社区养老服务体系构建研究[J].人口学刊，2016（3）：67-73.

[6] 张雷，韩永乐.当前我国智慧养老的主要模式、存在问题与对策.社会保障研究，2017（2）：30-37.

[7] 刘霞.智慧社区养老视角下健康养老服务体系的构建[J].中国老年学杂志，2018（7）：1743-1745.

[8] 王晓慧，向运华.智慧养老发展实践与反思[J].广西社会科学，2019（7）：81-88.

[9] 杜春林，臧璐衡.从"碎片化运作"到"整体性治理"：智慧养老服务供给的路径创新研究[J].学习与实践，2020（7）：92-101.

一个时期"智慧养老"产业将成为"国内大循环"经济发展中的一大亮点，需要切实解决老年人"数字鸿沟"问题。❶

综上，社会科学领域对失能老人相关研究已积累了较多成果，对社区居家养老、智慧养老都有深入的探讨，但关于失能老人智慧社区养老的相关研究还比较有限。在"互联网+"的背景下探索社区居家养老，既需要考虑中国传统的养老生活习惯和敬老孝老文化，也需要立足信息化、大数据的智慧社区现实和智能化现状，还需要综合考虑养老产业、养老服务业的整体规划与发展趋势。因此，本书将聚焦失能老人智慧社区养老的研究，通过对失能老人现实需求的调查评估和智慧社区养老服务改革试点的个案调查，试图从资源整合的视角，在服务供给、服务内容、服务载体、服务平台等方面思考智慧社区养老服务资源的链接、整合与优化，进而通过社会工作的理论视角，对智慧社区养老服务中社会工作介入的可能性和优选路径进行反思。

三、研究思路及方法

（一）研究思路

本书总体上遵循"提出问题—分析问题—解决问题"的思路。在失能老人智慧养老模式建构、发展困境及社会工作介入等研究重点方面，亦遵循这样的研究思路。

第一，收集翔实资料，厘清问题。收集失能老人养老现状、养老的困境等资料；收集社区居民智慧养老认知状况调查结果；收集失能老人对智慧养老的需求和现有的智慧养老服务供给数据资料。

---

❶ 苏冰.把握好"十四五"期间智慧养老发展机遇[J].中国社会工作，2020（35）：38-39.

第二，总结归纳、比较分析。总结归纳失能老人智慧社区养老的运行现状，深入分析失能老人智慧社区养老模式的发展困境。

第三，在收集资料和深入分析资料的基础上，对失能老人智慧社区养老模式进行理论探讨，探索失能老人智慧社区养老模式的优化路径，重点研究社会工作介入失能老人智慧社区养老的实践路径。

（二）研究方法

1. 问卷调查法

问卷调查法是以书面形式搜集数据资料且使用范围最广的一种社会调查方法。本书围绕失能老人智慧养老这一主题，通过《高龄/失能老人养老需求调查问卷》搜集失能老人的养老现状、社会支持状况、养老面临的困难、智慧养老需求等数据资料，了解失能老人对智慧养老的需求，掌握现有的智慧养老服务供给情况。在近三年的时间里，笔者所在研究团队编制了针对高龄老人、失能老人、社区工作人员的问卷；选择东、中、西部地区，采用随机抽样调查的方法，对高龄老人、失能老人及家人进行调查；2018年12月至2019年1月，针对60岁以上老年人尤其是高龄老人的养老需求进行了专项调查，发放问卷600份，回收有效问卷560份，回收率93.3%。笔者还依托B市社会工作发展中心开展了中央财政专项资金支持"老化预防"社工服务示范项目，在B市Y社区60岁以上的老年人中进行了调查，问卷调查内容主要包括老年人日常生活、精神状态、感知觉与沟通、社会参与等方面的能力评估，同时对失能老人及社区负责人进行了深度访谈，其目的是推动老化预防项目实施。此次调查在B市Y社区共发放问卷510份，因问卷调查是老化预防项目实施的一部分，要求精准填答后完全回收，因此回收率100%，有效问卷510份。在调查的510名老人中，男性216人，占42.4%，女性294人，占57.6%；调查对象集中在66~80岁，占总体的79.1%。

2. 访谈法

访谈法可以获取更为丰富、翔实的调查资料。考虑到老年人特别是失能老人对标准化调查的接受情况，为弥补问卷调查资料的不足，研究团队对失能老人的养老现状、社会支持状况、智慧养老需求进行深入访谈。同时，也对失能老人的长期照顾者、社区养老服务人员进行深入访谈。此外，智慧养老服务的提供主体也是重要的访谈对象。由于高龄／失能老人大多文化程度低、行动不便、听力下降，研究团队特别重视深度访谈，尤其是对老人家属的访谈，他们基于照顾者视角的需求提供了丰富的资料。研究团队共访谈高龄／失能老人及其家属 56 人、社区工作人员 12 人、智慧养老服务主体负责人 8 人，对照护服务需求和智慧养老服务供给进行了全面分析。

3. 文献法

本书通过对失能老人相关资料的查阅，整理学者对失能老人养老问题的研究成果；对有限的智慧养老的相关资料进行深入挖掘；对各省、区、市特别是智慧养老试点地区智慧养老的相关报道、文件等资料进行整理。本书大量采用了各类人口调查数据，如《中国统计年鉴》《中国人口和就业统计年鉴》中的人口调查数据，2000 年第五次全国人口普查数据，2010 年第六次全国人口普查数据和 2020 年第七次全国人口普查数据；另外还查阅了专项调研数据库数据，包括第四次中国城乡老年人生活状况抽样调查数据、中国健康与养老追踪调查 CHARLS 数据等。

4. 定量分析与定性分析相结合

本书根据研究方案和设计，运用统计软件 SPSS 20.0 对问卷调查资料进行统计分析。同时，对访谈资料进行深入的定性分析，对典型个案进行深描，与数据资料相互印证、相互补充。此外，本书运用理论分析方法建立起独特的理论框架，综合运用比较分析法展开研究。

四、内容框架

本书是对失能老人智慧社区养老模式进行的专门、系统的研究，既区别于对传统养老模式的研究，又不能完全置传统的养老模式于不顾；既有对失能老人智慧养老模式的理论探讨，又有对失能老人智慧养老现实状况的把握；既需要对失能老人的群体特征进行系统研究，又需要对智慧社区居家养老这种以信息化平台为支撑的、新的养老模式进行深入探讨；既需要系统掌握失能老人智慧社区居家养老模式的运行状况，又需要深入剖析这一新的养老模式存在的问题；既要探讨失能老人智慧社区居家养老模式的建构与优化，又要专门研究社会工作专业的理论方法融入失能老人智慧社区养老模式的实践路径。

本书主要由绪论、正文八章组成，内容结构大致安排如下。

绪论部分主要立足老龄化社会的现实，通过失能老人、社区（居家）养老、智慧养老三个方面系统的文献综述，提出智慧社区居家养老服务作为养老资源优化配置的创新模式及在失能老人的具体养老实践中走出智慧社区养老困境的对策，从而进一步优化养老服务。

第一章从人口老龄化的全球性历程入手，分析中国社会走向老龄社会的趋势，提出应对老龄化的国家战略。

第二章介绍和剖析智慧养老的实践历程和经验。首先进行智慧养老概念及特征的解析，梳理智慧养老的发展进程；其次从国家和地方两个层面介绍中国智慧养老的政策体系，进行国内外智慧养老实践经验的总结和剖析。

第三章在对失能老人的概念解析和发展趋势判断的基础上，通过问卷调查对失能老人的群体基本特征从生理、心理、生活、认同和地位五个方面进行分析，为下一步的需求分析奠定基础。

第四章结合调查数据进一步探讨失能老人在居家照护、生活照料、康复护理、精神慰藉、社会交往、临终关怀等方面的需求，分析居家照护服务、社区照护服务和机构照护服务三种不同类型的照护服务供给逻辑和现状。

第五章深入分析失能老人的多元化需求与有限的服务供给之间结构性矛盾催生的养老挑战，主要表现在失能老人不得不面对的照料窘境、情绪调适和时间成本等问题。失能老人的养老存在着专业服务供给不足、服务主体互动不足、政策落地不到位、服务成效不满意等问题和难点，提出失能老人养老需要打通痛点、堵点，失能老人的"老有所护"依然任重道远的观点。

第六章探讨失能老人智慧养老中存在的问题，深度解析失能老人智慧养老面临的供需困扰、制度困窘、伦理困境、资源困局、数字困惑等方面的问题。

第七章在分析失能老人一般性特征和养老服务特殊性的基础上，从理念、需求、资源、智能、适老五个方面尝试探索建构失能老人的智慧社区养老模式。

第八章基于社会工作助人的专业视角，反思失能老人智慧社区养老的应然逻辑，提出社会工作嵌入失能老人智慧社区养老的可能路径和方式，为优化失能老人智慧社区养老模式提供可资借鉴的对策建议。

第一章　走向老龄社会的养老挑战

人口老化或人口老龄化主要指一个社会人口结构中老年人口比例持续增长攀升的状态。当一个国家或地区 60 岁及以上老年人口比例超过 10% 或 65 岁及以上老年人口比例超过 7% 时，意味着这个国家或地区进入了老龄化社会；当一个国家或地区 65 岁及以上老年人口比例超过 14% 时，意味着这个国家或地区进入了老龄社会；当一个国家或地区 65 岁及以上老年人口比例超过 20% 时，这个国家或地区进入了高龄社会（超老龄社会）。国际上通常用老年人口比例倍增所需的时间来衡量老龄化的速度。截至 2020 年，全世界 65 岁以上的老人约 7.27 亿人，占世界总人口的 9.3%，预计到 2050 年，65 岁以上的老年人口超过 15 亿人，老年人在全球人口中的比例将从 2020 年的 9.3% 增加到 2050 年的 16.0%。人口生育率的下降、死亡率的降低、人口预期寿命的延长等都使人口结构中的老年人口比例快速上升，人口老龄化已然是大势所趋，全球老龄化增长迅速、形势严峻，成为各国共同面对的挑战，老龄问题已被纳入全球议程。

一、人口老龄化：一个全球性趋势

人口老龄化与信息化、城市化、全球化同向而行，共同重塑了人类社会的生命认知和社会共识。人口老龄化的影响覆盖了民生、经济、文化、政治、社会、生态等所有领域，成为人类共同面对的全球性趋势。

（一）人口老龄化的发展历程

伴随着经济社会的发展、人类生活水平的日益提高和医疗科学技术的进步，人口生育率逐步下降，死亡率不断降低，人口年龄结构发生了重大转型。

19 世纪以前，包括发达国家在内的老年人口占全球总人口的比例很小。19 世纪中叶，受第一次工业革命的影响，欧洲经济社会诸层面发生了深刻变革。1864 年，法国 65 岁以上的老年人口率先超过 7%，是全球最早步入老龄化社会的国家。1887 年，瑞典 65 岁以上的老年人口超过 7%，紧随法国步入老龄化社会。此后，西欧、北欧各国 65 岁以上人口相继突破 7%，进入老龄化社会的行列。1942 年，美国 65 岁以上老年人口占比超过 7%，自此进入老龄化社会。1970 年，日本 65 岁以上老年人口超过 7%，正式进入老龄化社会，成为亚洲国家中最早进入老龄化社会的国家。到 20 世纪六七十年代，几乎所有发达国家都进入了老龄化社会，老年人口规模不断扩大，人口老龄化水平快速升高，人口年龄结构逐渐由年轻型向老年型转变。2015 年，发达国家老年人口规模增加至 2.99 亿人，老龄化水平上升至 23.9%。

相较于欧洲国家，亚洲国家步入老龄化的时间相对较晚，但老龄化速度非常迅速。1970 年，日本进入老龄化社会。1999 年，新加坡 65 岁以上老年人口超过 7%，步入老龄化社会。2001 年，中国 65 岁以上老年人口超过 7%，进入老龄化社会。从 65 岁以上老年人口比例由 7% 上升至 14% 的所需的时间跨度来看，法国共经历了 126 年时间，美国用了 72 年时间，日本仅用了短短 25 年时间，新加坡为 22 年，中国完成这一跨越则用了 25 年时间（表 1-1）。

表 1-1　各国 65 岁及以上老年人口占比从 7% 到 14%、从 14% 到 20%
所需时间或预计所需时间 ❶

国家	65 岁及以上老年人口占比从 7% 至 14%	所需时间 / 年	65 岁以上老年人口占比从 14% 至 20%	所需时间 / 年
法国	1864—1990 年	126	1990—2019 年	29
瑞典	1887—1972 年	85	1972—2015 年	43
意大利	1927—1988 年	61	1988—2008 年	20
英国	1929—1975 年	46	1975—2025 年	50
澳大利亚	1939—2012 年	73	2012—2035 年	23
美国	1942—2014 年	72	2014—2030 年	16
加拿大	1945—2010 年	65	2010—2025 年	15
日本	1970—1995 年	25	1995—2006 年	11
新加坡	1999—2021 年	22	2021—2030 年	9
中国	2001—2026 年	25	2026—2036 年	10
泰国	2003—2022 年	19	2022—2031 年	9
印度	2023—2052 年	29	2052—2071 年	19

（二）人口老龄化是全球化趋势

根据联合国《世界人口展望（2019）》预测，从全球范围看，未来十年全球人口增长将呈总体减缓趋势。2019 年全球人口 77 亿人，预计到 2030 年将达到 85 亿人，2050 年全球人口有望达到 97 亿人。全球人口预期寿命从 1990 年的 64.2 岁增加至 2019 年的 72.6 岁，预计至 2050 年全球人口平均预期寿命增至 77.1 岁。此外，全球生育率从 1990 年的 3.2% 已下降到 2019 年的 2.5%，预计到 2050 年将降低至 2.2%。❷ 受全世界范围内生育率水平继续下降、人

---

❶ 资料来源：根据联合国发布的《世界人口展望》（2017 年修订版）历年数据和中位预测方案得出。

❷ 世界人口展望（2019）[EB/OL].（2019-06-26）[2020-01-03]. http://www.199it.com/archives/896468.
html.

均预期寿命提高等多重因素的影响，世界各国老年人口的绝对数量和所占比例都将急剧增加，未来全球人口老龄化问题将继续加剧，人口结构将继续老化。预计到2050年，全球65岁以上老年人口占比将从2019年的11%上升到16%。●世界范围整体进入人口老龄化快车道，发展中国家也不例外。人口老龄化严重挑战了传统的经济社会发展模式和发展格局，改变了世界历史发展进程的人口基础，既是社会经济发展的必然结果，也是各国必须共同面临的挑战。

（三）人口的高龄化

人口的高龄化一般是指80岁及以上高龄老年人口占总人口的比重不断上升的过程。世界范围内人口老龄化不断加剧的同时，人口的高龄化趋势也快速推进，发达国家尤为突出。高龄化趋势势不可挡，百年间高龄老人的总数增加了大约15倍，高龄化程度提升了9倍。●1950年发达国家80岁及以上高龄老人规模仅为809万人，高龄化水平仅为0.99%，2015年高龄老人规模和高龄化水平分别增加到5910万人和4.72%，预计2050年将进一步增至1.28亿人和9.93%。发达国家人口的平均预期寿命也从1950年的64岁提高到了2019年的79岁，21世纪中叶将升至83岁。●高龄化进程中最为棘手的问题在于高龄老人的自我料理能力日渐减退，社会的适应性越来越差，生活的依赖性越来越高。越来越多的高龄老人成为家庭和社会的照料对

● 侯丽. 联合国《世界人口展望（2019）》未来十年人口增长减缓，老龄化加剧 [EB/OL].（2019-07-03）[2019-08-10]. http://ex.cssn.cn/hqxx/bwych/201907/t20190703_4929014.shtml.

❷ 易鹏，梁春晓. 老龄社会研究报告（2019）大转折：从年轻社会到老龄社会 [M]. 北京：社会科学文献出版社，2019：31.

❸ 易鹏，梁春晓. 老龄社会研究报告（2019）：大转折：从年轻社会到老龄社会 [M]. 北京：社会科学文献出版社，2019：31.

象，尤其是高龄老人中失能老人的比例日益增高，养老服务的压力随着高龄化的加剧不断增大。

（四）老龄化的国际应对

人口老龄化始于欧洲，对老龄化及相关问题的关注与研究亦起源于欧洲。20 世纪 40 年代，年龄结构变化对经济社会的影响日渐凸显，欧洲部分学者就此开启了对人口老龄化问题的探索。1956 年，法国人口学家皮撒在经过一系列研究之后，撰写了《人口老龄化及其社会经济后果》，引起国际社会对老龄化的关注。1982 年，在维也纳举行的第一届世界老龄大会批准了《维也纳老龄问题国际行动计划》，提出要不断加强应对老龄化的能力，从人道的角度来保障老龄群体的社会生活，从发展的角度寻找机会让老龄群体对经济社会发展作出贡献。1992 年《世界老龄问题宣言》在联合国大会的老年问题国际会议上通过，并且确定 1999 年为"国际老年人年"。2002 年在马德里召开的第二届世界老龄大会发起了新的国际行动计划，提出"建立一个不分年龄、人人共享的社会"。可以看出，随着老龄化程度的加深，各国的策略也从被动应对老龄化带来的社会和经济问题转变成主动构建老年健康社会。

二、中国的老龄化趋势

从世界范围看，中国进入人口老龄化社会的时间相对较晚。但自 20 世纪末进入老龄化社会以来，我国人口老龄化程度持续加深，老年人口数量快速增加，老年人口占比大幅攀升。

（一）人口基数大、发展速度快

我国自 2001 年开始步入老龄化社会，此后人口老龄化程度不断加深。2010—2020 年 60 岁以上老年人口持续增长，65 岁以上老年人口 2010 年时达到 11 883 万人，2020 年时达到 19 064 万人，增长了 7 181 万人（图 1-1），意味着我国已经进入老龄化加速阶段。2010 年至 2020 年，我国 65 岁以上老年人口的增长幅度超过世界平均水平。

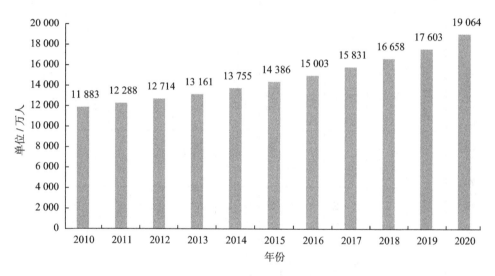

图 1-1 2010—2020 年中国 65 周岁及以上人口数量

2020 年，从 31 个省（自治区、直辖市）❶的情况看，13 个省份 65 岁及以上老年人口占比超过了全国平均水平（13.50%），其中辽宁省最高，达到了 17.42%，西藏最低，为 5.67%（表 1-2）。2020 年已有 12 个省份进入深度老龄化阶段，18 个省份处于轻度老龄化阶段，各个省份之间的老龄化差异比较大，东北三省、川渝地区、东部发达省份的老龄化程度较深。

---

❶ 统计中无港澳台数据。

表 1-2　各省各年龄段人口占比情况

单位 /%

省份	2020年			2010年			2000年	变化幅度（2020—2010年）			变化幅度（2010—2000年）
	0~14岁	15~64岁	65岁及以上	0~14岁	15~64岁	65岁及以上	65岁及以上	0~14岁	15~64岁	65岁及以上	65岁及以上
辽宁	11.12	71.46	17.42	11.42	78.27	10.31	7.83	-0.30	-6.81	7.11	2.48
重庆	15.91	67.01	17.08	16.98	71.46	11.56	7.90	-1.07	-4.45	5.52	3.66
四川	16.10	66.97	16.93	16.97	72.08	10.95	7.45	-0.87	-5.11	5.98	3.50
上海	9.80	73.92	16.28	8.63	81.25	10.12	11.53	1.17	-7.33	6.16	-1.41
江苏	15.21	68.59	16.20	13.01	76.10	10.89	8.76	2.20	-7.51	5.31	2.13
吉林	11.71	72.68	15.61	11.99	79.63	8.38	5.85	-0.28	-6.95	7.23	2.53
黑龙江	10.32	74.07	15.61	11.96	79.72	8.32	5.42	-1.64	-5.65	7.29	2.90
山东	18.78	66.09	15.13	15.74	74.42	9.84	8.03	3.04	-8.33	5.29	1.81
安徽	19.24	65.74	15.01	17.98	71.84	10.18	7.45	1.26	-6.10	4.83	2.73
湖南	19.52	65.67	14.81	17.62	72.60	9.78	7.29	1.90	-6.93	5.03	2.49
天津	13.47	71.78	14.75	9.80	81.68	8.52	8.33	3.67	-9.90	6.23	0.19
湖北	16.31	69.09	14.59	13.91	77.00	9.09	6.31	2.40	-7.91	5.50	2.78
河北	20.22	65.85	13.92	16.83	74.93	8.24	6.86	3.39	-9.08	5.68	1.38
河南	23.14	63.38	13.49	21.00	70.64	8.36	6.96	2.14	-7.26	5.13	1.40
陕西	17.33	69.34	13.32	14.71	76.76	8.53	5.93	2.62	-7.42	4.79	2.60
北京	11.84	74.86	13.30	8.61	82.68	8.71	8.36	3.23	-7.82	4.59	0.35

续表

省份	2020年			2010年			2000年	变化幅度（2020—2010年）			变化幅度（2010—2000年）
	0~14岁	15~64岁	65岁及以上	0~14岁	15~64岁	65岁及以上	65岁及以上	0~14岁	15~64岁	65岁及以上	65岁及以上
浙江	13.45	73.29	13.27	13.21	77.45	9.34	8.84	0.24	-4.16	3.93	0.50
内蒙古	14.04	72.90	13.05	14.10	78.34	7.56	5.35	-0.06	-5.44	5.49	2.21
山西	16.35	70.74	12.90	17.10	75.33	7.58	6.20	-0.75	-4.59	5.32	1.38
甘肃	19.40	68.02	12.58	18.16	73.61	8.23	5.00	1.24	-5.59	4.35	3.23
广西	23.63	64.18	12.20	21.71	69.05	9.24	7.12	1.92	-4.87	2.96	2.12
江西	21.96	66.15	11.89	21.88	70.52	7.60	6.11	0.08	-4.37	4.29	1.49
贵州	23.97	64.47	11.56	25.22	66.21	8.57	5.79	-1.25	-1.74	2.99	2.78
福建	19.32	69.58	11.10	15.46	76.65	7.89	6.54	3.86	-7.07	3.21	1.35
云南	19.57	69.68	10.75	20.73	71.64	7.63	6.00	-1.16	-1.96	3.12	1.63
海南	19.97	69.60	10.43	20.00	72.20	7.80	6.58	-0.03	-2.60	2.63	1.22
宁夏	20.38	69.99	9.62	21.48	72.11	6.41	4.47	-1.10	-2.12	3.21	1.94
青海	20.81	70.50	8.68	20.92	72.78	6.30	4.33	-0.11	-2.28	2.38	1.97
广东	18.85	72.57	8.58	16.89	76.36	6.75	6.05	1.96	-3.79	1.83	0.70
新疆	22.46	69.78	7.76	20.77	73.04	6.19	4.53	1.69	-3.26	1.57	1.66
西藏	24.53	69.80	5.67	24.37	70.53	5.09	4.50	0.16	-0.73	0.58	0.59

根据中国发展基金会《中国发展报告 2020：中国人口老龄化的发展趋势和政策》（以下简称《报告》）发布的数据，中国 2000 年 60 岁及以上的老年人口为 1.3 亿人，占总人口比例的 10.3%；65 岁及以上老年人口 8827 万人，占比为 7%。中国 65 岁及以上老年人口于 2005 年突破 1 亿人，这一数量超过了多数发达国家的总人口。2010 年第六次人口普查时中国 60 岁及以上的老年人口数量为 1.78 亿人，占总人口的 13.3%；65 岁及以上老年人口为 1.18 亿人，占总人口的 8.9%。2020 年第七次人口普查，中国 60 岁及以上的老年人口数达到 2.64 亿人，占总人口比例 18.7%；65 岁及以上老年人口达到 1.9 亿人，占总人口的 13.5%。可以看出，中国进入老龄社会的速度远远快于最早进入老龄社会的法国和瑞典，中国 65 岁以上人口占比从 7% 上升至14% 仅用了约 22 年，这一过程法国用了 115 年，而瑞典用了 85 年。据《报告》测算，2025 年中国 65 岁及以上的老年人口将超过 2.1 亿人，占总人口数约 15%，2035 年和 2050 年将是中国人口老龄化的高峰阶段。2035 年中国 65岁及以上的老年人口将达到 3.1 亿人，占总人口比例达到 22.3%。到 2050 年，中国 65 岁及以上的老年人口接近 3.8 亿人，占总人口的比例达到 27.9%。如果以 60 岁及以上为标准，2050 年时，中国 60 岁及以上的老年人口数量将接近5 亿人，占总人口的比例超过三分之一。❶

（二）高龄化加速

根据 2010 年第六次全国人口普查，中国高龄老年人口共 1 904 万人。《中国人口和就业统计年鉴》显示，2000—2018 年，低龄老年人口占总人口的比重从 6.16% 上升到 10.73%，中龄老年人口占总人口的比重从 3.34% 上升到

---

❶ 中国发展报告 2020：中国人口老龄化的发展趋势和政策 [EB/OL].（2020-06-19）[2021-06-09]. http://www.199it.com/archives/1068230.html.

5.03%，高龄老年人口占总人口的比重从 0.96% 左右上升到 2.08% 左右，其中高龄老年人口的平均增长速度最快。未来，中国老年人口年龄结构中的高龄化趋势将更加凸显，老龄化、高龄化、空巢化"三化"叠加的风险越来越高，甚至出现人口结构比例失衡的状况。

中国不得不面临持续走高的老龄化程度。2020 年，中国 80 岁及以上人口 3580 万人，占总人口的比重为 2.54%，比 2010 年增加了 1485 万人，比重提高了 0.98 个百分点。据测算，中国 80 岁及以上人口 2033 年将超过 5000 万人，2049 年达到 1 亿人，2073 年达到峰值 1.34 亿人，年平均净增加 183 万人❶，80 岁及以上人口依然是老龄人口中增长最快的群体。预计到 21 世纪中叶，中国高龄人口将占到世界高龄人口总量的 1/4，大约相当于发达国家高龄人口的总和，中国将成为世界上高龄人口规模最大的国家。到 2100 年，高龄人口占老龄人口的比例将达到 33.6%，意味着每 9 个人中就有 1 个是 80 岁以上者。❷

（三）人口老龄化与新型城镇化叠加发展

随着中国人口老龄化的加速，城镇化同步高速发展，老年人口的城市化率不断提高。根据中国城乡老年人生活状况调查，2000 年中国城市老年人口占全国老年人口总数的 34.2%，农村老年人口占 65.8%；2015 年城市老年人口占老年总人口的 52%，农村老年人口占 48%。15 年间，老年人口的城市化率提高了 17.8 个百分点，这是新型城镇化快速发展的结果。若与人

❶　易鹏，梁春晓 . 老龄社会研究报告（2019）大转折：从年轻社会到老龄社会 [M]. 北京：社会科学文献出版社，2019：10.

❷　易鹏，梁春晓 . 老龄社会研究报告（2019）大转折：从年轻社会到老龄社会 [M]. 北京：社会科学文献出版社，2019：10.

口城市化率相比较，2000 年的城市化率为 36.2%，而 2015 年的城市化率为 56.1%，提升了 19.9 个百分点，人口城市化率高出老年人口的城市化率 2.1 个百分点。❶ 相对而言，老年人口的城市化进展相对滞后，这给统筹城乡区域老龄事业的协调发展、缩小城乡区域老年群体生活待遇差距提出了新课题，在未来的城乡一体化发展中还需要促进和保障城乡老年人共享经济社会发展成果。

另外，老龄化城乡倒置现象不容忽视，部分人口净流出的农村地区和城市，率先经历人口负增长和人口急速老龄化叠加的局面，部分一、二线城市中心城区面临老年人口高度聚集、过度老龄化与大城市病叠加的新问题。❷《报告》预测 2019—2036 年，中国城镇人口规模将从 8.26 亿人增至 10.47 亿人，2037—2050 年，中国城镇人口将从 10.44 亿人降至 10.13 亿人，净减少 0.31 亿人。❸ 伴随持续不断的大规模城乡人口流动，人口老龄化的动态发展极大地挑战着新型城镇化的进程和质量。在大规模城市化的过程中，各种类型的"老漂一族"或者"上楼一族"都将脱离原有的熟人社会进入陌生人社会，不得不去适应城市碎片化、原子化的个体化社会，这是老龄社会最为深沉的养老问题，对城乡社会养老服务体系的建设形成严峻考验。

（四）数字化转型与老龄化社会同步共进

中国社会发展正处于老龄化社会与数字化转型两大趋势的交汇点上，既要

---

❶ 党俊武 . 中国城乡老年人生活状况调查报告 [M]. 北京：社会科学文献出版社，2018：22.

❷ 李志宏 ."十四五"时期积极应对人口老龄化的国家战略——观形、察势、谋策 [EB/OL].（2020-11-23）[2020-12-10]. https://mp.weixin.qq.com/s/nzW6Vjv3RgdBpOkinD-PLw.

❸ 中国发展报告 2020：中国人口老龄化的发展趋势和政策 [EB/OL].（2020-06-19）[2021-06-09]. http://www.199it.com/archives/1068230.html.

应对快速迈进老龄社会的种种挑战，同时也要积极寻求数字化转型的机遇。中国的数字化社会转型已经取得日新月异的发展，《中国互联网络发展状况统计报告》显示，截至 2020 年 12 月，我国网民规模达 9.89 亿人，互联网普及率达 70.4%，但 60 岁及以上网民占比仅为 11.2%。❶ 而"七普"数据显示，60 周岁以上人口占总人口比例为 18.7%，这说明还有上亿老年人没能及时搭上信息化快车。在老龄化进程迅速推进的浪潮下，数字产品的适老化不足也直接制约数字化的进程。社会数字化转型与老龄化的交汇趋势对数字化产品与服务的"适老化"都提出了更高的要求。在现代信息技术飞速发展的情况下，老年群体不得不面临时代发展的产物——数字鸿沟，他们处于数字鸿沟中相对劣势的一端，属于比较容易识别的数字贫困人群，理所当然成为数字贫困治理的重点对象。❷ 面对数字时代的滚滚浪潮及不断加深的老龄化，如何确保老年人能跟上时代步伐，建设一个不分年龄、人人共享的智慧老龄社会，是值得深入思考的现实问题。

总的来看，人口老龄化的急速发展给经济社会各个领域带来了前所未有的压力，也增加了社会各类矛盾触发升级的风险。社会矛盾冲突的复合性及经济社会问题的同频共振，共同促使老龄社会问题呈现诸多面向。养老由个体、家庭问题向群体、社会问题转变；养老问题由隐性、缓慢发展向显性、加速发展转变；老龄社会治理由相对单一的社会领域问题向经济、政治、社会、文化等多领域问题转变❸，社会的数字化转型需要应对的养老任务越来越繁重。

---

❶ 中国互联网发展状况统计报告 [EB/OL]. （2021-02-03）[2021-08-02]. http://www.gov.cn/xinwen/2021-02/03/content_5584518.html.

❷ 林宝. 老年群体数字贫困治理的难点与重点 [J]. 人民论坛，2020（29）：129-131.

❸ 李志宏."十四五"时期积极应对人口老龄化的国家战略——观形、察势、谋策 [EB/OL].（2020-11-23）[2020-12-10]. https://mp.weixin.qq.com/s/nzW6Vjv3RgdBpOkinD-PLw.

三、中国人口老龄化应对的国家战略

对于中国人口老龄化未来发展趋势学界多有预测，尽管数据上略有差异，但是基本的判断大体一致。中国未来老龄化的程度将不断加深，彻底步入深度老龄化，甚至进入重度老龄化阶段。如何看待这一趋势？有人认为，人口老龄化是一种社会进步，中国在应对挑战问题上具有独特优势，一定程度上还能提高人均收入水平并产生多种社会效益。也有人认为，应将人口老龄化视为"问题"或者"危机"，对人口老龄化背景下经济社会发展的前景感到担忧，经济领域的"未富先老"，社会领域的"未备先老"，健康领域的"未康先老"，城乡地区发展不平衡等都增加了人口老龄化的应对难度。❶

基于中国人口老龄化自身的发展轨迹、趋势及所处的经济社会背景，党中央总揽全局、审时度势，作出重大战略部署——"实施积极应对人口老龄化国家战略"，写进《中共中央关于制定国民经济和社会发展第十四个五年规划和二〇三五年远景目标的建议》，要求"全面推进健康中国建设，实施积极应对人口老龄化国家战略，加强和创新社会治理"。这一战略能够更好地应对复杂多变的人口发展新态势，促进人口均衡发展，对提高老年群体生活质量、增强经济社会发展驱动力、提升人民生活满意度具有非常重要和深远的意义。

《中华人民共和国国民经济和社会发展第十四个五年规划和2035年远景目标纲要》第四十五章明确提出"实施积极应对人口老龄化国家战略"：制定人口长期发展战略，优化生育政策，以"一老一小"为重点完善人口服务体系，促进人口长期均衡发展。很显然，"十四五"时期是我国积极应对人口老龄化的关键"窗口期"，实施积极应对人口老龄化国家战略的核心要义就是要在国

---

❶ 汪世琦.人口老龄化的再思考 [J].人口与健康，2020（9）：38-40.

家经济社会高质量发展的进程中，审慎把握积极应对人口老龄化战略，准确研判社会主义现代化进程中的各种人口风险，积极发掘老龄化前台幕后的各种机遇，"坚持应对人口老龄化和促进经济社会发展相结合，坚持满足老年人需求和解决人口老龄化问题相结合"❶，推进老龄问题治理能力现代化，不断开拓中国特色的积极应对人口老龄化的新局面。

---

❶ 中共中央 国务院关于加强新时代老龄工作的意见 [EB/OL].（2021-11-18）[2021-11-24]. https://www.gov.cn/zhengce/2021-11-24/content_5653181.htm.

第二章　智慧养老的实践历程及经验

在人口老龄化和数字社会转型的双重驱动下，智慧养老成为探索新型养老服务模式和提高养老服务质量的重要手段和必然选择。随着老龄化与智能化的同步推进，以数字技术为核心的智慧养老重构了养老模式和养老生态，催生并推动智慧养老服务供给逐步转向平台治理，养老服务生产决策机制逐步转向需求导向，养老服务递送机制转向情境适应，以智能产品和信息系统平台为载体，深度融合应用物联网、大数据、云计算、人工智能等新一代信息技术的智慧健康养老产业成为新兴产业形态。面向并聚焦人民群众健康及养老服务需求的智慧养老，在养老服务体系、服务决策原则和服务递送机制等方面都发生了结构性转型。

一、智慧养老的概念解析

智慧养老是在"智能化养老"或"智能养老"的基础上发展出来的，源于英国生命信托基金提出的"全智能老年系统"（Intelligent Older System），也被称为"智能居家养老"（Smart Home Care），主要指的是利用先进的信息技术手段，面向居家老人开展互联化、物联化、智能化的养老服务。其核心在于脱离了时间和空间的束缚，应用先进的管理和信息技术，将老人与社区、医疗机构、医护人员、政府等连接成为一个有机的整体，为老年人提供便捷、高效、智能化的养老服务。智慧养老是指利用互联网、物联网、云计算、大数据等现代科学技术，围绕老年人的生活起居、健康管理、安全保障、娱乐休闲、学习分享等各方面的内容，支持和服务老年人的生活，对涉老信息自动检测、预警甚至主动处置，实现与老年人友好、个性化、自主式智能交互，提升老年人的生活质量。[1]智慧养老一般译为"Smart Senior Care"，既强调利用相关设备与技术为老年人提供支持和帮助，也强调对老年人智慧的有效利用，使智慧科技和智慧老人相得益彰，目标就是为老年人打造健康、愉快、有尊严、有价值的晚年生活。杨菊华提出了"智慧康养"的概念，智慧康养是养老状态与智能技术的结合，旨在通过为老年人提供更多的智能化养老产品，满足多方面的需求，让其在日常生活中摆脱时间和地理环境的束缚，在自己家中过上高质量的生活。[2]

智慧养老中包含着"智慧"和"养老"的内在联系，"智慧"既体现为引进的养老管理系统、监测设备等，也体现为信息技术对养老业务的引领和价值创造，还体现为养老服务成本的降低，以及人力资源节约带来的规模效益。左美云认为，智慧养老包含着智慧助老、智慧用老和智慧孝老三个方面的含义，智慧助老是依靠设备、器材、信息技术等现代科技在物质层面帮助老年人；智慧用老是运用信息技术等用好老年人的经验、技能和知识；智慧孝老则主要是从精神层面给老年人以情感和尊严的支持。[3]智慧养老以老年人的需求作为出发点，通过老年服务技术、医疗保健技术、智能控制技术、物联网技术等信息科技的集成，提高服务老年人的质量和效率，最大限度地满足老年人的养老需求。智慧养老是指利用新一代信息技术产品（物联网、云计算、

---

❶ 左美云.智慧养老：内涵与模式[M].北京：清华大学出版社，2018：4.

❷ 杨菊华.智慧康养：概念、挑战与对策[J].社会科学辑刊，2019（5）：102-111.

❸ 左美云.智慧养老：内涵与模式[M].北京：清华大学出版社，2018：4.

大数据、智能硬件等），实现个人、家庭、社区、机构与健康养老资源的有效对接和优化配置，推动健康养老服务业的智慧化升级，提升健康养老服务质量、效率、水平。❶

在已有的学术研究中，智慧养老、智能养老、智慧康养、"互联网+"养老等都是围绕"智慧养老"展开的不同名称，对于智慧养老的定义和理解主要集中在三个方面：一是养老产业方面，强调通过信息科技的集成形成了以养老为本位的产业核心，涵盖医疗康复、旅居康养、休闲养生等泛业态融合与产业集群❷；二是养老模式方面，认为智慧养老是运用新技术而创新的养老服务模式，是养老服务业的新增长点❸；三是技术应用方面，强调互联网、物联网信息传递系统和信息平台在整合医养护服务体系一体化上的核心作用，以实现养老服务体系的供需匹配。❹ 以上对于智慧养老从宏观、中观和微观三个视角的理解代表了当前智慧养老的基本趋势和方向。

养老产业从内容上看主要包括两个方面：一方面是制造适合老年人养老的养老用品和相关产品；另一方面是专门为老年人提供养老产品。养老产业是"以保障和改善老年人生活、健康、安全及参与社会发展，实现老有所养、老有所医、老有所为、老有所学、老有所乐、老有所安等为目的，为社会公众提供各种养老及相关产品（货物和服务）的生产活动集合"❺。养老产业的范围主要有养老照护服务、老年医疗卫生服务、老年健康促进与社会参与、老年社会

---

❶ 黄剑锋，章晓懿. 中国智慧养老产业政策研究——基于政策工具与技术路线图模型 [J]. 中国科技论坛，2020（1）：69-79.

❷ 廖喜生，李扬萩，李彦章. 基于产业链整合理论的智慧养老产业优化路径研究 [J]. 中国软科学，2019（4）：50-56.

❸ 于潇，孙悦. "互联网+养老"：新时期养老服务模式创新发展研究 [J]. 人口学刊，2017（1）：58-66.

❹ 王宏禹，王啸宇. 养护医三位一体：智慧社区居家精细化养老服务体系研究 [J]. 武汉大学学报（哲学社会科学版），2018（4）：156-168.

❺ 养老产业统计分类（2020）[EB/OL].（2020-02-28）[2021-02-11]. http://www.stats.gov.cn/tjgz/tzgb/202002/t20200228_1728992.html.

保障、养老教育培训和人力资源服务、养老金融服务、养老科技和智慧养老服务、养老公共管理、其他养老服务、老年用品及相关产品制造、老年用品及相关产品销售和租赁、养老设施建设 12 个大类。其中智慧养老服务包括互联网养老服务平台、养老大数据与云计算服务、物联网养老技术服务、其他智慧养老技术服务四个方面（表 2-1）。❶ 智慧养老就是以居家老人及养老机构的传感网系统与信息平台为载体，为老年人提供实时、快捷、高效、低成本、物联化、互联化、智能化的养老服务。

表 2-1　养老科技服务和智慧养老服务类别

	类型	内容	国民经济行业分类名称
养老科技服务	养老科学研究和试验发展	针对老年疾病的医学、护理学研究和其他医学研究与试验发展服务，老年社会发展、老年心理、养老照料等社会科学研究活动，老年食品、养老照护辅具、老年日常生活辅助产品、老年用品、老年康复训练及健康促进辅具等医疗产品的研发活动	工程和技术研究和试验发展
			医学研究和试验发展
			社会人文科学研究
	养老科技推广和应用服务	将与老年人健康相关的新技术、新产品、新工艺直接推向市场而进行的技术推广和转让活动、知识产权服务、科技中介活动、创业服务平台，以及其他科技推广活动，包括老年食品、养老照护辅具、老年日常生活辅助产品、老年用品、老年康复训练及健康促进辅具等新产品的科技推广和应用服务	生物技术推广服务
			知识产权服务
			科技中介服务
			创业空间服务
			其他科技推广服务业
	养老产品质检技术服务	养老相关食品、药品、医疗用品及器材等健康相关产品的质量、检测、检验和出入境检验检疫、测试、鉴定等活动，包括养老相关产品标准化、计量、认证认可活动	质检技术服务
智慧养老服务	互联网养老服务平台	专门为老年人服务提供第三方服务平台的互联网活动，包括互联网养老服务和产品销售平台、互联网老年旅游出行服务平台等	互联网生活服务平台
			互联网公共服务平台

❶ 养老产业统计分类（2020）[EB/OL].（2020-02-28）[2021-02-11]. http://www.stats.gov.cn/tjgz/tzgb/202002/t20200228_1728992.html.

续表

	类型	内容	国民经济行业分类名称
智慧养老服务	养老大数据与云计算服务	养老相关数据处理与存储、大数据处理、云存储、云计算、云加工、区块链技术等服务	互联网数据服务
			信息处理和存储支持服务
	物联网养老技术服务	面向养老行业所开展的物联网咨询、设计、建设、维护、管理等服务，物联网和远程智能安防监控技术服务	物联网技术服务
	其他智慧养老技术服务	养老服务领域的人工智能等新一代信息技术和智能硬件等产品的技术服务，其他与养老相关的应用软件开发与经营，基础环境、网络、软硬件等运行维护，健康信息技术咨询等服务，包括与户籍、医疗、社会保险、社会救助等信息资源对接的国家养老服务管理信息系统的技术服务，以及在保障数据安全的前提下，研发涉及老年人的人口、保障、服务、信用、财产等基础信息分类的养老服务综合信息化平台	软件开发
			集成电路设计
			信息系统集成服务
			运行维护服务
			信息技术咨询服务
			其他数字内容服务
			其他信息技术服务业

　　智慧养老根据养老地点、方式的不同可以划分出居家模式、社区模式、机构模式、虚拟模式等不同的类型，智慧养老需要加快建设和创新养老服务体系。智慧养老的实质就是在移动互联网、大数据、人工智能等技术的基础上，建立一个提供温情养老和智能养老的新型社会化养老服务体系，其最大的特点在于大数据收集、需求的智慧决策与服务的精准投放。智慧养老可以分为物联网阶段和人工智能阶段。物联网阶段是我国目前所处的发展阶段，体现为信息化和智能化，主要是基于原有服务设备和资源的整合；人工智能阶段是其高级阶段，是未来智慧养老的实现形式。智慧养老是老龄化背景下新型养老服务模式的新探索，也是失能老人养老的必然趋势和优先选择。

二、中国智慧养老的发展历程

随着社会需求的增长和科学技术的进步，尤其是互联网、大数据的普及，智慧养老正逐步成为新兴养老服务的新模式，其经历了探索应用、试点示范、迈向成熟的发展历程。

（一）探索应用阶段（2011—2013 年）

早在 2011 年，《中国老龄事业发展"十二五"规划》中就已经提出了"加快居家养老信息系统建设"，真正意义上的智慧养老探索始于 2012 年，全国老龄工作委员会办公室首先提出了"智能化养老"的理念，鼓励并支持各地开展有关智慧养老的实践探索，随之出现了运用互联网的虚拟养老院，还有包括 12349、96195 等电话呼叫的为老服务。2013 年，《国务院关于加快发展养老服务业的若干意见》发布，成立了全国智能化养老专家委员会，为我国智慧养老产业发展锚定目标，引路导航。全国老龄工作委员会提出养老服务信息化，以智能化养老实验基地形式在全国开展了实践探索，连续举办了智能养老战略研讨会，发布了智能养老基地建设标准。

（二）试点示范阶段（2014—2019 年）

2014—2019 年，中国的智慧养老进入试点示范、有序推进、稳步发展时期。2014 年，民政部首先在北京市第一社会福利院、北京市大兴区新秋老年公寓、江苏省无锡市失能老人托养中心、河北省优抚医院、河南省社区老年服务中心中州颐养家园、安徽省合肥庐阳乐年长者之家、四川省资阳市社会福利院 7 家养老机构开展国家智能养老物联网应用示范工程试点工作❶，依托养老机构对集中照料人员开展智能化服务，促进智能养老物联网相关产业健康发展。国家发展改革委联合 12 个部门印发《关于加快实施信息惠民工程有关工作的通知》，全面部署实施"信息惠民工程"，信息惠民工程主要围绕社保、医疗、教育、养老、就业、公共安全、食品药品安全、社区服务、家庭服务九个领域解决信息化应用的突出问题，"养老服务信息惠民行动计划"是其重点任务之一，智慧养老被正式列入国家工程。

2015 年，国务院印发《关于积极推进"互联网 +"行动的指导意见》，明确指出要"促进智慧健康养老产业发展"，依托互联网资源和社会力量，以社区为基础，搭建养老信息服务网络平台。

2016 年，国务院办公厅印发《关于全面放开养老服务市场提升养老服务质量的若干意见》，提出加快推进养老服务业供给侧结构性改革，支持智慧养老服务发展新业态，推动移动互联网、云计算、物联网、大数据等在养老服务领域的推广应用，探索社区居家养老服务新模式，畅通养老服务信息的共享渠道，实现养老服务公共信息资源和各类养老服务机构之间的有效对接。

2017 年，工业和信息化部、民政部、国家卫生计生委联合发布《智慧健康养老产业发展行动计划（2017—2020 年）》。同年，工业和信息化部办公厅、民政部办公厅、国家卫生计生委办公厅发布《关于开展智慧健康养老应用试点示范的通知》，标志着在政策层面中国养老产业进入"智能 +"时代，开展物联化、互联化、智能化的养老服务，智慧养老进入示范发展阶段。智慧养老服务产业从培育到成长的过程中，逐步建立起了适应养老服务产业的法规、政策、标准、创新体系及可信交易环境，众多智慧养老服务企业也不断推陈出新，尤其是信息科技类企业成为智慧健康养老领域的主力军。

---

❶ 民政部办公厅关于开展国家智能养老物联网应用示范工程的通知 [EB/OL]. (2014-06-24) [2020-06-20]. https://files2.mca.gov.cn/www/201406/20140624151622418.pdf.

2019 年，国务院办公厅印发《关于推进养老服务发展的意见》，意见中提出持续推动智慧健康养老产业发展的目标，要求进一步拓展信息技术在养老领域的应用，制定智慧健康养老产品及服务推广目录，在全国范围内继续开展智慧健康养老应用试点示范。在工业和信息化部、民政部、国家卫生健康委联合主办的第二届智慧健康养老产业发展大会上，指出"发展智慧健康养老产业为应对人口老龄化提供了有力的科技支撑"，再次明确了智慧养老相关产业政策及智慧养老发展路径。

（三）迈向成熟阶段（2020 年至今）

2020 年以来，适应智慧养老服务产业的各类企业基本建立，创新的服务模式不断涌现，投融资市场十分活跃，基于网接的无形市场规模逐渐接近传统的有形市场规模，智慧养老从简单的"助老"向"孝老""用老"和"享老"方向迸发，智慧养老服务产业正在迈向成熟阶段，进入行业爆发期。为进一步促进智慧健康养老产业发展，积极应对人口老龄化，打造信息技术产业发展新动能，满足人民群众日益迫切的健康及养老需求，工业和信息化部等三部门制定了《智慧健康养老产业发展行动计划（2021—2025 年）》，围绕科技支撑能力显著增强、产品及服务供给能力明显提升、试点示范建设成效日益凸显、产业生态不断优化完善的四大愿景，提出"强化信息技术支撑、提升产品供给能力，推进平台提质升级、提升数据应用能力，丰富智慧健康服务、提升健康管理能力，拓展智慧养老场景、提升养老服务能力，推动智能产品适老化设计、提升老年人智能技术运用能力，优化产业发展环境、提升公共服务能力"六大重点工作任务及智慧健康养老产品供给工程、智慧健康创新应用工程和智慧养老服务推广工程三个专项工程。智慧健康养老坚持以人民为中心，以满足人民群众对健康及养老的需求为出发点和落脚点，不断丰富智慧健康养老产品及服务供给，强化科技支撑，优化产业生态，协同推进技术融合、产业融合、数据融合、标准融合，推动产业数字化发展，持续打造智慧健康养老新产品、新业态、新模式，激发养老服务发展新活力，释放养老产业发展新动能，打造数智化养老新生态。

三、中国智慧养老的政策体系

在"互联网＋"时代，智慧养老成为养老产业未来发展的趋势，国家出台了诸多智慧养老政策，各级地方政府积极响应，出台地方配套的相关落地政策。一系列政策文件的出台逐渐完善了养老政策体系，政策和科技的双轮驱动助推养老产业不断升级，有力地推动了智慧养老产业的发展。

（一）国家政策：顶层设计的养老智慧

从国家政策层面看，"智慧养老"一直作为养老服务业创新发展的重要任务，频频出台的政策关涉智慧养老的产业导向、产品应用、服务创新、资金扶持、市场监管等方方面面，支持、推动了的智慧养老产业的发展进程。《关于加快发展养老服务业的若干意见》《关于促进健康服务业发展的若干意见》等文件先后出台，明确提出"利用信息技术提升养老服务水平"的要求，紧接着《关于进一步做好养老服务业发展有关工作的通知》出台，特别强调改造升级传统养老模式，创新发展养老服务业，大力推进实施"互联网＋养老"行动。其后三十余项智慧养老相关政策文件密集出台，包括《国务院办公厅关于全面放开养老服务市场提升养老服务质量的若意见》《国务院关于印发"十四五"国家老龄事业发展和养老服务体系规划的通知》《智慧健康养老产业发展行动计划（2021—2025年)》《"健康中国2030"规划纲要》等（表2-2）。

表 2-2　国家智慧养老政策汇总

成文时间	发文机关	政策通知	主要内容
2011 年 9 月	国务院	《中国老龄事业发展"十二五"规划》	加快居家养老信息系统建设
2011 年 12 月	国务院办公厅	《关于印发〈社会养老服务体系建设规划（2011—2015）〉的通知》	加强养老服务信息化建设
2013 年 9 月	国务院	《关于加快发展养老服务业的若干意见》	发展居家网络信息服务
2015 年 7 月	国务院	《关于积极推进"互联网+"行动的指导意见》	明确提出了"促进智慧健康养老发展"的目标任务
2015 年 2 月	民政部、国家发展改革委、教育部等十部委	《关于鼓励民间资本参与养老服务业发展的实施意见》	鼓励民间资本参与居家和社区养老服务，推进养老服务信息化建设
2016 年 6 月	国务院办公厅	《关于促进和规范健康医疗大数据应用发展的指导意见》	推动健康医疗大数据融合共享、开放应用
2016 年 3 月	中国人民银行、民政部、银监会、证监会、保监会	《关于金融支持养老服务业加快发展的指导意见》	积极创新专业金融组织形式，探索建立养老金融事业部制，组建多种形式的金融服务专营机构，加大对养老领域的信贷支持力度；推动符合条件的养老服务企业上市融资，支持不同类型和发展阶段的养老服务企业、项目通过债券市场融资，为养老服务企业及项目提供中长期、低成本资金支持
2016 年 10 月	中共中央、国务院	《"健康中国 2030"规划纲要》	建设健康信息化服务体系
2016 年 12 月	国务院办公厅	《关于全面放开养老服务市场提升养老服务质量的若干意见》	提出发展智慧养老服务新业态，打通养老服务信息共享渠道

续表

成文时间	发文机关	政策通知	主要内容
2017年2月	工业和信息化部、民政部、国家卫生计生委	《关于印发〈智慧健康养老产业发展行动计划（2017—2020年）〉的通知》	计划要求到2020年，基本形成覆盖生命周期的智慧养老产业体系，建立100个以上智慧健康养老应用示范基地，培育100家以上具有示范引领作用的行业领军企业，打造一批智慧健康养老服务品牌
2017年2月	国务院	《关于印发"十三五"国家老龄事业发展和养老体系建设规划的通知》	健全养老服务体系
2017年3月	国家卫生计生委等十三部门	《"十三五"健康老龄化规划》	推进信息技术支撑健康养老发展，发展智慧健康养老新业态
2017年6月	国家发展改革委	《关于印发〈服务业创新发展大纲（2017—2025）〉的通知》	鼓励发展智慧养老
2017年7月	工业和信息化部、民政部、国家卫生计生委	《关于开展智慧健康养老应用试点示范的通知》	组织开展智慧健康养老应用试点示范工作
2017年8月	工业和信息化部、民政部、国家卫生计生委	《智慧健康养老产品及服务推广目录（2018年版）》	产品类56项，服务类59项
2017年12月	工业和信息化部、民政部、国家卫生计生委	《关于公布2017年智慧健康养老应用试点示范名单的通告》	智慧健康养老示范企业53家，智慧健康养老示范街道（乡镇）82个，智慧健康养老示范基地19个
2018年4月	国务院办公厅	《关于促进"互联网＋医疗健康"发展的意见》	健全"互联网＋医疗健康"服务体系，完善"互联网＋医疗健康"支撑体系，加强行业监管和安全保障
2018年12月	工业和信息化部、民政部、国家卫生健康委员会	《关于公布第二批智慧健康养老应用试点示范名单的通告》	智慧健康养老示范企业26家，智慧健康养老示范街道（乡镇）48个，智慧健康养老示范基地10个
2019年3月	国务院办公厅	《关于推进养老服务发展的意见》	实施"互联网＋"行动，在全国建设一批"智慧养老院"，推广物联网和远程智能安防监控技术，运用互联网和生物识别技术，探索建立老年人补贴远程申报审核机制

续表

成文时间	发文机关	政策通知	主要内容
2019 年 12 月	国家市场监督管理总局、国家标准化管理委员会	《养老机构服务安全基本规范》	我国养老服务领域第一项强制性国家标准，明确了养老机构服务安全"红线"
2019 年 12 月	工业和信息化部、民政部、国家卫生健康委员会、国家市场监督管理总局、全国老龄工作委员会办公室	《关于促进老年用品产业发展的指导意见》	到 2025 年，老年用品产业总体规模超过 5 万亿元，产业体系基本建立，市场环境持续优化，形成技术、产品、服务和应用协调发展的良好格局
2019 年 12 月	工业和信息化部、民政部、国家卫生健康委员会	《关于公布第三批智慧健康养老应用试点示范名单的通告》	智慧健康养老示范企业 38 家，智慧健康养老示范街道（乡镇）95 个，智慧健康养老示范基地 23 个
2020 年 2 月	国家统计局	《养老产业统计分类（2020）》	将养老产业划分为 12 个大类，51 个中类，79 个小类。其中 07 大类养老科技和智慧养老服务，包括养老科学研究和试验发展、养老科技推广和应用服务、养老产品质检技术服务、互联网养老服务平台、养老大数据与云计算服务、物联网养老技术服务、其他智慧养老技术服务等。明确了智慧养老法定地位
2020 年 10 月	工业和信息化部、民政部、国家卫生健康委员会	《关于公布〈智慧健康养老产品及服务推广目录（2020 年版）〉的通告》	产品类包括健康管理类可穿戴设备、便携式健康监测设备、自助式健康检测设备、智能养老监护设备、家庭服务机器人五大类 118 项。服务类有慢性病管理、居家健康养老、个性化健康管理、互联网健康咨询、生活照护、养老机构信息化六大类 120 项
2020 年 11 月	国务院办公厅	《关于切实解决老年人运用智能技术困难实施方案的通知》	便利老年人使用智能化产品和服务应用。扩大适老化智能终端产品供给，推进互联网应用适老化改造，为老年人提供更优质的电信服务，加强应用培训，开展老年人智能技术教育

成文时间	发文机关	政策通知	主要内容
2020年11月	民政部	《养老机构管理办法》（修订）	政府兴办的养老机构可以采取委托管理、租赁经营等方式，交由社会力量运营管理。鼓励养老机构开展延伸服务
2020年12月	工业和信息化部、民政部、国家卫生健康委员会	《关于公布第四批智慧健康养老应用试点示范名单的通告》	包括智慧健康养老示范企业50家，智慧健康养老示范街道（乡镇）72个，智慧健康养老示范基地17个
2021年10月	工业和信息化部、民政部、国家卫生健康委员会	《智慧健康养老产业发展行动计划（2021—2025年）》	到2025年，智慧健康养老产业科技支撑能力显著增强，产品及服务供给能力明显提升，试点示范建设成效日益凸显，产业生态不断优化完善，老年"数字鸿沟"逐步缩小，人民群众在健康及养老方面的获得感、幸福感、安全感稳步提升
2021年12月	国务院	《关于印发"十四五"国家老龄事业发展和养老服务体系规划的通知》	推广智慧健康养老产品应用。针对老年人康复训练、行为辅助、健康理疗和安全监护等需求，加大智能假肢、机器人等产品应用力度。开展智慧健康养老应用试点示范建设，建设众创、众包、众扶、众筹等创业支撑平台，建立一批智慧健康养老产业生态孵化器、加速器。编制智慧健康养老产品及服务推广目录，完善服务流程规范和评价指标体系，推动智慧健康养老规范化、标准化发展
2022年2月	工业和信息化部、民政部、国家卫生健康委员会	《关于公布2021年智慧健康养老应用试点示范名单的通告》	包括智慧健康养老示范企业36家，智慧健康养老示范园区2个，智慧健康养老示范街道（乡镇）45个，智慧健康养老示范基地17个
2023年6月	工业和信息化部、民政部、国家卫生健康委员会	《智慧健康养老产品及服务推广目录（2022年版）》	产品类包括健康管理类智能产品、老年辅助器具类智能产品、养老监护类智能产品、中医数字化智能产品、家庭服务机器人、适老化改造智能产品、场景化解决方案七大类54项。服务类有智慧健康服务、智慧养老服务两大类25项

续表

成文时间	发文机关	政策通知	主要内容
2023 年 12 月	工业和信息化部、民政部、国家卫生健康委员会	《关于公布 2023 年智慧健康养老应用试点示范名单和 2017—2019 年（前三批）智慧健康养老应用试点示范通过复核名单的通告》	包括智慧健康养老示范企业 36 家，智慧健康养老示范园区 1 个，智慧健康养老示范街道（乡镇）45 个，智慧健康养老示范基地 13 个。2017—2019 年（前三批）智慧健康养老应用试点示范复核通过 242 个

注：主要内容由笔者概括、归纳整理。

1. 政策内容的康养智慧

综观智慧养老相关政策，从政策内容、政策指向和侧重领域来看主要集中在智慧养老规划、智慧养老技术、智慧养老产业、智慧养老实践四个方面。

在智慧养老规划方面，先后出台《中国老龄事业发展"十二五"规划》《社会养老服务体系建设规划（2011—2015）》《"十三五"国家老龄事业发展和养老体系建设规划》《"十三五"健康老龄化规划》《"健康中国 2030"规划纲要》等政策文件。智慧养老规划的主要内容在于加快居家养老信息系统建设，充分运用互联网和大数据等信息技术手段，创新健康养老服务模式，开展面向家庭、社区的智慧健康养老应用示范，更加健全以"居家为基础、社区为依托、机构为补充、医养相结合"的养老服务体系。到 2030 年，有效控制主要健康危险因素，实现健康服务能力和人民健康水平的双提升，健康产业规模进一步扩大，促进人民健康的制度保障体系更加完善。

在智慧养老技术方面，先后出台《国务院关于积极推进"互联网＋"行动的指导意见》《国务院办公厅关于促进和规范健康医疗大数据应用发展的指导意见》《国务院办公厅关于促进"互联网＋医疗健康"发展的意见》《国务院办公厅关于推进养老服务发展的意见》《养老机构服务安全基本规范》《养老机构管理办法》（修订）等政策文件。这些政策文件的主要内容强调充分利用信息技术，依托现有互联网资源和社会力量，以社区为基础，搭建养老信息服务网络平台，推动健康医疗大数据的融合共享和开放应用，健全"互联网＋医疗健康"服务体系，进一步完善"互联网＋医疗健康"支撑体系。

在智慧养老产业方面，先后出台了《国务院关于加快发展养老服务业的若干意见》《关于鼓励民间资本参与养老服务业发展的实施意见》《关于金融支持养老服务业加快发展的指导意见》《国务院办公厅关于全面放开养老服务市场提升养老服务质量的若干意见》《智慧健康养老产业发展行动计划（2017—2020 年）》《关于印发〈服务业创新发展大纲（2017—2025）〉的通知》《智慧健康养老产品及服务推广目录（2018 年版）》《养老产业统计分类（2020）》《智慧健康养老产品及服务推广目录（2020 年版）》《智慧健康养老产品及服务推广目录（2022 年版）》等政策文件。智慧养老产业的发展重在发展居家养老服务网络，推进医疗卫生与养老服务相结合，鼓励民间资本参与居家和社区养老服务，推进养老服务信息化；重视金融业的重要作用，打通养老服务信息共享渠道等；深化"放管服"改革，拓宽养老服务投融资渠道，促进养老服务高质量发展；制定智慧养老产品及服务的推广目录，要求政府优先采购，确保智慧养老技术和产品的国产化方向，进一步开发和推广智慧养老产品及服务。

在智慧养老实践方面，先后出台了《关于开展智慧健康养老应用试点示范的通知》《关于公布 2017 年智慧健康养老应用试点示范名单的通告》《关于公布第二批智慧健康养老应用试点示范名单的通告》《关于公布第三批智慧健康养老应用试点示范名单的通告》《关于公布第四批智慧健康养老应用试点示范名单的通告》《关于公布 2023 年智慧健康养老应用试点示范名单和 2017—2019 年（前三批）智慧健康养老应用试点示范通过复核名单的通告》等政策文件，分六批公布了智慧健康养老应用试点示范名单，积极鼓励支持开展智慧养老的实践探索，支持建设示范企业、示范街道（乡镇）、示范基地，并对前三批智慧健康养老应用试点示范企业、街道（乡镇）、基地等进行了复核。通过应用试点示范，引导更多市场主体参与试点示范项目，探索可复制、可推广的智慧养老服务模式，依靠强有力的政策支持塑造市场能力，充分发挥财政资金的扶持作用和国有资本的引领作用，探索智慧养老服务 PPP 模式。

2. 政策主体的职责权重

从政策主体、服务供给、部门职责来看，智慧养老主要涉及工业和信息化部、民政部、国家卫生健康委、人力资源和社会保障部、全国老龄工作委员会、中国残疾人联合会等部门，各自的职责权限、具体措施在智慧养老、健康老龄化等方面都有重点体现。

工业和信息化部主要负责实施创新驱动发展战略，在智慧健康养老产业的提质增效方面充分发挥信息技术的支撑作用，进一步丰富养老产品、创新服务供给。具体措施包括改善智慧健康养老产业发展环境，稳步提升信息安全保障能力，建立并推广智慧健康养老应用示范基地，制定和完善智慧健康养老产品和服务标准，大力培育具有示范引领作用的行业领军企业，努力打造智慧健康养老服务品牌，逐步建成覆盖全生命周期的智慧健康养老产业体系。

民政部主要统筹指导监管养老服务工作，拟订并组织实施养老服务体系建设政策与办法，承担老年人福利和特殊困难老年人的救助工作。具体措施包括在基层设置综合养老服务中心、老年人日间服务中心、长者照护之家等多种形式的养老服务机构，提供养老服务，落实老年群体的低保和五保工作。

国家卫生健康委主要在老龄事业健康发展方面制定并落实医养结合政策措施，承担老年医疗照护、疾病防治、心理卫生、保健康复与关怀服务等老年健康工作。实施的具体措施有在基层设置卫生服务中心，建立家庭医生制度、健康档案等，主要为老年群体提供医疗卫生健康服务。

人力资源和社会保障部制定并落实养老保险相关政策和办法，建立并完善养老服务人才队伍的职业技能等级认定制度。具体包括制定与落实养老保险政策，落实养老服务从业人员的培训，落实高龄补贴，等等。

全国老龄工作委员会的主要职责在于调查研究老龄事业发展的重大问题和老龄工作中的问题，收集整理、分析研判老龄工作的具体情况和详细信息，总结推广先进经验并提出对策建议。具体措施包括收集、整理和上报老龄工作的有关情况和信息，与老年协会及老年社团对接，与各成员单位联系并协调工作，开展调查研究，推广先进经验。

中国残疾人联合会的主要职责在于开展和推动老年残疾人康复、教育、服务等工作，进一步保障和维护老年残疾人合法权益，扶助老年残疾人平等参与社会生活。具体措施包括在基层建立"残疾人之家"，针对失能残疾老年人提供养老服务供给并进行重点管理。

（二）地方政策：养老实践的积极响应

新兴技术的发展为智慧养老提供了有机土壤，各级政策的支持有利于推动智慧养老发展。与智慧养老国家政策频频出台的节奏相紧跟，全国各地积极纷纷出台养老相关政策措施，智慧健康养老产业发展成为健全养老服务体系的重中之重（见表2-3）。吉林、湖南、河南、广东、山东、云南、福建、重庆等地专门出台开放养老服务市场、提升养老服务质量、加强养老服务体系建设、推进养老服务高质量发展的政策文件，明确要求健全、完善医养深度融合，构建功能完善、服务优良、覆盖城乡的养老服务体系，积极推行"互联网＋智慧养老"，开展智慧健康养老应用试点示范，搭建智慧健康养老服务平台。四川、天津、安徽、山东、陕西等地专门出台智慧健康养老产业发展的实施意见或行动方案，制定了发展路线图，明确了建立智慧健康养老示范基地的数量，引进或培育具有示范引领作用行业领军企业的目标，打造智慧健康养老服务的品牌战略，等等。

表 2-3　部分地方智慧养老政策汇总（2018—2020 年）

省份	发布时间	名称	重点内容
上海	2016 年 10 月	《上海市老龄事业发展"十三五"规划》	健全区域养老服务网络，构建幸福养老系统；提高信息化管理服务水平，打造智慧社区居家养老系统；探索医养结合服务模式，建立智慧养老医疗系统；在由政府主导完善和建设智慧养老体系的同时，注意吸引社会资源和企业的参与
吉林	2018 年 1 月	《吉林省人民政府办公厅关于全面放开养老服务市场提升养老服务质量的实施意见》	将全面放开养老服务市场，提升养老服务质量。加快推进幸福养老工程建设，到 2020 年全面建成以居家为基础、社区为依托、机构为补充、医养深度融合，功能完善、服务优良、覆盖城乡的养老服务体系，社会力量举办或运营的养老床位数占全省养老床位总数的 60% 以上
广东	2018 年 1 月	《广东省"十三五"健康老龄化规划》	搭建智慧健康养老服务平台，对接各级医疗卫生及养老服务资源，建立老年健康动态监测机制，整合信息资源，实现信息共享，为老年人提供健康指导、慢病管理、安全监护等服务。推进医疗机构远程医疗建设，为机构养老人群提供便利服务
天津	2018 年 7 月	《天津市智慧健康养老产业发展实施意见（2018—2020 年）》	到 2020 年，在居家、社区和机构三个层面，坚持"居家为基础，社区为依托，机构为补充"的基本思路，基本形成具有天津特色的智慧健康养老产业模式。建立一批智慧健康养老应用示范基地，培育一批具有示范引领作用的行业领军企业和智能健康养老服务产品，打造一批智慧健康养老服务品牌
河南	2018 年 7 月	《加快建设郑州健康养老产业实施方案（2018—2020 年）》	到 2020 年，培育 10 家以上具有示范引领作用的智能健康产品研发领军企业，全市老年人智能健康养老服务基本普及，智能健康养老服务质量和效率显著提升
河北	2018 年 10 月	《河北省人民政府办公厅关于大力推进康养产业发展的意见》	加快建设康养产业体系，促进医、养、旅、居、文、体等相关产业融合，不断提升康养产品质量和水平。积极探索政策创新，推进环京津康养产业平台、智慧康养平台、康养人才平台、医养结合平台等支撑平台建设

省份	发布时间	名称	重点内容
山东	2019年2月	《数字山东发展规划（2018—2022年）》	推进创新便携式健康监测设备、自助式健康检测设备、监护设备、家庭智能服务机器人等产品和服务，打造"孝润齐鲁·安养山东"品牌，加快济南、淄博国家级智慧健康养老示范基地建设，支持建设智慧健康养老创新中心、养老信息共享服务平台和健康养老综合服务平台
四川	2019年3月	《四川省智慧健康养老产业发展行动方案（2019—2022年）》	到2022年，全省基本形成覆盖全生命周期的智慧健康养老产业体系，建立8~10智慧健康养老示范基地，引进和培育10~15家具有示范引领作用的行业领军企业，形成一批智慧健康养老服务知名品牌，建成国内领先的智慧健康养老产业高地
安徽	2019年6月	《安徽省人民政府办公厅关于印发加快发展智慧养老若干政策的通知》	实施智慧养老机构创建工程，支持各类主体新建智慧养老机构，引导已投入运营的养老机构创建智慧养老机构，2020年底前，全省建设50家省级示范智慧养老机构。将智慧养老试点工作纳入省政府民生工程，省级试点示范给予奖补，对创建达到省级示范标准的智慧养老机构和智慧社区居家养老服务示范项目，各地在省级拨付的奖补资金中给予不少于20万元的一次性奖补
河北	2019年7月	《河北省人民政府办公厅关于加快推进养老服务体系建设的实施意见》	推行"互联网+智慧养老"，制定智慧健康养老产品及服务推广目录，开展智慧健康养老应用试点示范，建设一批"智慧养老院"
陕西	2019年7月	《陕西省智慧健康养老产业发展实施方案》	打造一批智慧健康养老服务品牌，建立3~5个智慧健康养老应用示范基地，引进和培育8~10家具有示范引领作用的行业领军企业，健康管理、居家养老等智慧健康养老服务基本普及，智慧健康养老产业发展环境不断完善，2022年全省基本形成覆盖全生命周期的智慧健康养老产业体系
云南	2019年8月	《关于推进养老服务发展的实施意见》	加快"云南互联网+智慧健康养老服务—智慧养老服务平台"建设，推动养老领域公共数据开放共享，创新养老服务模式，推进老年人健康管理、护理看护、康复照料、紧急救援、精神慰藉、服务预约、物品代购等服务

续表

省份	发布时间	名称	重点内容
福建	2019 年 9 月	《福建省推进养老服务发展（2019—2022）行动方案》	依托"互联网＋"提供"点菜式"就近便捷养老服务，拓展信息技术在养老领域的应用，建设养老公共服务平台，到 2022 年打造 100 家以上满足养老院管理和养老服务需求、具有智能化管理系统的"智慧养老院"
浙江	2019 年 11 月	《关于推进新时代民政事业高质量发展的意见》	加快建成"浙里养"智慧养老服务平台，推进与户籍、医疗、社会保险、社会救助等信息资源对接，提升养老大数据分析研判能力
重庆	2020 年 2 月	《重庆市推进养老服务发展实施方案》	推进"智慧养老"建设，实施"互联网＋养老"行动，加快建设养老服务信息系统，搭建智慧养老云平台，发挥云平台监督、管理、服务等作用，满足养老服务发展新形势。创建一批"智慧养老院"，推广物联网和远程智能安防监控技术，实现 24 小时安全自动值守，降低老年人意外风险，改善服务体验
湖南	2020 年 12 月	《湖南省人民政府办公厅关于推进养老服务高质量发展的实施意见》	开展社区居家适老化改造工程。2022 年底前，建立并实施全省统一的老年人能力和需求评估制度，基本建立包含通用基础、服务提供、支撑保障的养老服务标准化体系。推进医养结合服务

从各地政策具体内容来看，创建一批"智慧养老院"成为各地政策中的共同目标。安徽提出到 2022 年，建成纵向贯通、横向对接、覆盖全省的养老服务信息网络和管理系统，进一步优化智慧养老财政扶持，创新智慧养老金融扶持，完善智慧养老土地支持政策，落实智慧养老税费减免，强化智慧养老人才支撑。值得一提的是上海市智慧养老应用场景需求清单。2020 年 4 月，上海市民政局聚焦养老"重技术、轻需求""重产品、轻服务""重概念、轻场景"的"三重三轻"痛点，推动智能信息技术与智慧养老服务的融合发展，发布首批智慧养老应用场景需求，提出了 12 个智慧养老应用场景需求，共划分为四类。其中，安全防护类 6 个，包括老年人防跌倒场景、老年人紧急救援场景、认知障碍老人防走失场景、机构出入管控场景、机构智能查房场景、机构智能视频

监控场景；照护服务类 2 个，包括老年人卧床护理场景、家庭照护床位远程支持场景；健康服务类 2 个，包括老年慢性病用药场景、机构无接触式智能消毒场景；情感关爱类 2 个，包括老年人智能语音交流互动场景、老年人智能相伴场景。❶ 这一举措进一步规范了智慧养老系统建设，打造了智慧养老服务平台，在科技发展与政策支持的双重驱动下走向智慧养老的未来。2021 年 6 月，上海发布第二批 8 个智慧养老应用场景需求，分别为智慧助餐场景、健康码智能核验场景、认知障碍老年人认知训练场景、行动不便老人出行"一键叫车"、养老机构老人常见病配药场景、居家失能老人助浴场景、老年人上下楼梯辅助场景、老年人用水用电智能监测。其希望通过场景描述的方式，以"赋能"为目标，为老年人提供快捷、高效、低成本的智慧养老产品和服务。

四、国外智慧养老的实践经验

智慧养老是一场全球范围内正在进行的养老模式创新，是在"健康老龄化""积极老龄化""在地老龄化""成功老龄化"等新型养老理念和现代科学技术革命推动下的根本性创新。进入老龄化社会的发达国家积极探索智慧养老服务模式，智慧养老在美国、英国、法国、日本等发达国家已经有了较为成熟的实践，并取得了显著成效。国外智慧养老实践经验的研究，为我国智慧养老产业的良性发展提供借鉴。

（一）产业主体：多元参与

智慧养老产业的主体主要分为政府组织和企业组织两部分，政府和企业在

---

❶ 上海发布首批智慧养老应用场景需求，聚焦养老痛点及抗疫新需求 [EB/OL].（2020-04-29）[2020-06-08]. http://mzzt.mca.gov.cn/article/zt_zylfw/dhjy/202004/20200400027237.shtml.

各国智慧养老发展中扮演的角色和发挥的作用不同。政府起主导作用的国家主要有英国、新加坡等，政府主导作用的发挥主要体现为对智慧养老产业的发展提供政策和财政上的支持，通过推行一系列的政府计划资助智慧养老项目；大力推广智能化老年公寓，积极推动智慧养老服务体系建设；出台具体政策措施鼓励互联网等技术手段的应用，促进企业和养老机构的养老服务模式创新，建设社区居家养老和机构养老的网络信息服务平台，为老年人提供家政预约、紧急呼叫等一站式服务项目。

通过市场化的手段，由养老服务企业提供具体服务的国家主要有美国、澳大利亚等，主要通过企业的竞争来推动产业发展，凭借发达的市场运作模式和活跃的社会组织，充分挖掘、利用、动员社会资源参与养老问题的解决，政府只是提供资助和推行计划。而日本则是由政府和企业共同推进，政府提供智慧养老产业政策和资金上的支持，企业主要负责研发多样化的智慧养老产品。

可以看出，发达国家智慧养老服务的发展是多主体的多元参与，政府在制定相关政策、提供补贴等方面扮演着重要角色；企业对智慧养老产品的研发，社会组织多层次多领域的渗透、多元主体的参与共同推动了智慧养老产业的快速发展。

（二）服务内容：精准匹配

智慧养老服务内容主要包括健康管理、生活照料、人文关怀等几个方面。健康管理主要强调通过健康监护系统、远程传感设备和智能家居产品等对老年人的身体健康状况进行实时监测，并通过远程医疗等方式提供健康管理服务。例如，美国逐步建立了老年人医疗服务车队，运用物联网技术提供上门养老护理等多方面的医疗卫生保健服务。生活照料主要包括护理机器人和照护信息系统的应用，将智慧养老的理念融入医养社区建设，运用互联网等信息化技术为社区老人提供医养服务，形成了相对完善的社区养老照护体系。例如，英国采取一系列措施支持养老服务机器人和家庭护理机器人的发展，以更好地提供生活照料服务。人文关怀是通过机器人与老年人的交流互动，降低老年人孤独感，实现人性化的关怀。

智慧养老若要高效地服务更多的老年人，就必须依靠养老服务平台中的智能代理进行资源匹配，养老服务智能代理是线上数据驱动的核心。一般来说，养老服务智能代理主要有服务支持代理、服务资源代理和服务匹配代理。服务支持代理包括位置定位代理、用户历史记录代理及个人偏好代理等辅助性智能代理；服务资源代理可以根据需求在养老服务商内部进一步匹配或分派相应的人员为老年人提供定制化服务；服务匹配代理是智能代理体系架构的核心，它根据老年人的定位、历史服务信息、个人偏好信息等通过调用服务资源代理协助服务匹配代理进行具体服务资源与需求的精准匹配。当智慧养老平台收到服务请求，便立刻进行服务请求分类，筛选服务请求对应的资源，然后平台智能匹配代理确定其需求，描述各个属性的优先级和权重，最终输出服务匹配方案。

（三）服务模式：智能家居

美国的 NORC（Naturally Occurring Retirement Community）模式就是开展"自然形成退休社区"的特殊支持项目，将原本割裂的、脱节的、冗余的服务，借助信息技术系统打破服务壁垒，整合为完整的家庭护理包，根据老人自身的需求和经济条件开展分层次、成体系的全面照护服务。法国的 Sweet-Home 模式借助语音识别技术和环境感应装置，为老人打造"可操控"的居家环境。英国的服务模式包括智能化老年公寓和医养社区的智能化医疗服务。日本充分运用信息技术和智能技术上的优势，大力研发智能养老设备和多功能机器人运用于智慧居家服务。

可见，国外智慧养老产品更倾向于对智能家居、传感器设备和机器人的研发，为老人提供更安全、方便、人性化、智能化的成熟服务，同时充分考虑老年人群体的特殊性，针对他们的自身特点设计舒适、便利、安全、健康的智能化居住环境。例如，在智能家居产品的设计方面突出简约、声控、手控、易区分等便捷操作：智能客厅的智能眼适应照明系统、触摸式控制面板、健康监控沙发、地板防跌倒传感器、电动窗帘、一键报警器等；其他还有智能厨房的智能冰箱、烟雾探测器等，智能卫浴的智能马桶、红外线感知器等，智能卧室的智能感知床、智能音乐安眠系统等。智能家居产品成为实现智慧养老的具体实现方式。

（四）运作模式：双轮驱动

智慧养老依托互联网的环境，需要将线下人际驱动的养老服务和线上数据驱动的养老服务有效集成。人际驱动强调老年人通过与养老驿站的养老管家进行人际互动，进而实现自己的养老服务需求。数据驱动强调通过数据共享，养老管家依靠养老服务平台智能代理进行的资源匹配，高效地服务更多的老年人。例如，瑞典的 ACTION 模式采取远程信息处理的干预措施，通过使用信息通信技术为家庭护理人员提供与护理情况有关的信息、教育和支持，协助家庭护理人员满足老年人的需求，提高老年人的生活质量；法国的 Sweet-Home 模式以音频技术为基础，通过人机互动的方式为需要护理但仍能自主生活的老年人提供协助；德国的 AAL 模式能够即时反应为老环境，利用移动通信技术对老年人的状态和环境进行分析，并实时监控老年人的身体状况，提供自动紧急呼救；加拿大的 SIPA 模式整合了医疗护理服务和生活照料服务，以社区为基础，借助专业的养老管家，辅以完善的信息系统和客户分级分类系统，为老年人提供全方位的照护服务。

五、智慧养老的"中国经验"

对于智慧养老服务的大胆探索成为应对老龄社会养老问题的新钥匙。由工业和信息化部、民政部、国家卫生健康委共同制定的《智慧健康养老产业发展行动计划（2017—2020年）》《智慧健康养老产业发展行动计划（2021—2015年）》是推动智慧养老产业发展的国家行动。目前，我国的智慧养老行业正在形成包括智慧养老产品、智慧养老服务和智慧养老服务对象三方面的全产业链条，已基本打通上游的硬件制造、中游的服务运营与下游的服务对象，加快建设的国家养老服务管理信息系统全面对接户籍、医疗、社会保险、社会救助等信息资源，实现了养老服务的物联化、互联化、智能化、智慧化。

（一）优势互补的三种智慧康养模式

智慧养老大力提升了养老服务效率，也成为养老服务创新和产业升级的新引擎。目前，智慧健康养老存在优势互补的三种智慧康养模式：智慧社区居家模式、智慧养老院模式、智慧医养结合模式。

智慧社区居家模式依托智慧居家养老服务信息平台，采用传感技术、无线传输技术、电子呼叫服务器等手段，借助手腕式血压计、手表式GPS定位仪等设备，全方位监测社区居家老人的健康状况，并在紧急情况下，联网启用社区呼叫系统。依托社区养老服务中心和社区日托机构，采用智能助医、助餐、助浴等系统，开展日间照料，开办图书室、娱乐活动室等功能室，以满足社区老年群体的身心健康和文化娱乐需求。

智慧养老院模式主要面向在机构接受服务的老年人群，利用物联网等技术，在养老院、老龄公寓等为老人提供多种助医、助餐、助浴、助娱等服务；通过用户终端和信息平台，对在院老人进行精准定位并实施健康指数实时监控。完全没有自理能力的老人更适宜在智慧养老院养老。

智慧医养结合模式是一种新型智慧康养服务体系，强调融医疗、康复、护理、养老于一体。"居家巡诊"医养结合通过社区医疗卫生机构与居家老人签订"家庭医生"，凭借手机 App 和软件系统实现"居家巡诊"服务。"医中有养"依托一定区域内的原有医疗卫生机构开展医养结合服务。"养中有医"强调"互联网＋健康服务"技术为社区居家老年人提供安养照料、医疗康复、专业护理等服务。"医养相邻"主要是指医院或者社区卫生服务中心与邻近的养老院开展医养结合服务，通过信息平台开展线上和线下服务。❶

智慧健康养老服务模式的探索是传统养老和前沿科技的结合，是在传统养老模式基础上的补充与完善，是对传统"孝"文化的当代诠释。三种模式优势互补，多地借助"互联网＋"优势，探索"医养、康养、乐养、尊养、延养"的"五养一体"模式，满足了个性化养老需求的不断升级，实现了老有所养、老有所医、老有所为、老有所学、老有所乐。

（二）虚拟养老院的智慧不"虚"

各地雨后春笋般兴起的"虚拟养老院"通过管理信息化、运作市场化、服务标准化，有效地统合了政府、社会、市场三方的力量，实现了居家养老、智慧养老和就地老化的有机统一。不管养老布局是"9073"还是"9064"❷，"就地老化"是养老社区化、居家养老和社区服务的有机结合，依托社区服务的老年人居家养老成为绝大多数老年人的理想选择，"虚拟养老院"得到较为普遍的认可，在全国范围内得以推广。

---

❶ 祝国红 . 提升智慧健康养老服务的路径 [N]. 中国社会科学报 .2020-07-01.

❷ "9073"即 90% 的老年人通过自我照料和社区服务实现居家养老，7% 的老年人通过社区提供的各种专业化服务实现社区照料养老，3% 的老年人入住养老院集中养老。"9064"即 90% 的老年人实现居家养老，6% 的人依托社区支持养老，4% 的老年人入住机构养老。

苏州市沧浪区于 2007 年最先提出了"虚拟养老院"的概念，其后在苏州市葑门街道"邻里情"居家养老服务体系的基础上，率先创建了以涵盖各类服务加盟商为支撑的"邻里情"虚拟养老院，搭建起专业的养老服务信息化平台，整合了家政、餐饮、代购、医疗卫生等社会化服务，实现"居家养老＋社区服务"在信息系统的有机整合。这种"没有围墙的养老院"成为各地纷纷学习效仿的模式，北京、青岛、天津、长沙、兰州等地随后开发建设了虚拟养老院，通过互联网信息化技术提供社会化养老服务，其服务项目涵括了老年饭桌、陪护服务、保健服务、理发服务等多样化需求，深化了社会化居家养老服务。如 L 市城关区的虚拟养老院（以下简称"C 虚拟养老院"）吸纳各类加盟服务企业 126 家，建成 6 个街道社区医养融合服务中心，提供生活照料、医疗护理、精神慰藉、紧急救援四大类 150 余项服务，分设调度指挥中心、质量管理中心、医养融合中心、教育培训中心、文化服务中心、志愿服务中心六个中心（图 2-1），曾被民政部、全国老龄工作委员会办公室、中华全国妇女联合会授予"全国社区养老服务先进单位""全国敬老模范单位""全国民政系统优质服务品牌""全国三八红旗集体""全国妇女创先争优先进集体"等称号。

C 虚拟养老院扎实推进分层次、差别化、立体式智慧养老细分服务。从服务流程的角度看，从服务请求发出、派单提供服务到服务跟进评价、服务质量反馈全流程形成闭环（图 2-2）。

从服务对象的角度看，C 虚拟养老院针对不同年龄、不同健康状况的老年人提供有侧重的照料服务：对于高龄独居老人重在提供工具性支持，对于失能老人重在提供护理型服务，对于生活自理的老人重在提供参与性服务，让其更好地融入社会。尤其是针对空巢、独居、失能、低收入等老年群体做好托底保障。C 虚拟养老院规定，凡户籍和居住地均在 C 辖区，年满 60 岁的老人均可申请加入。养老院将老人依据失能程度划分为不同类别，提供程度不同、收费不等的养老服务补贴（表 2-4）。

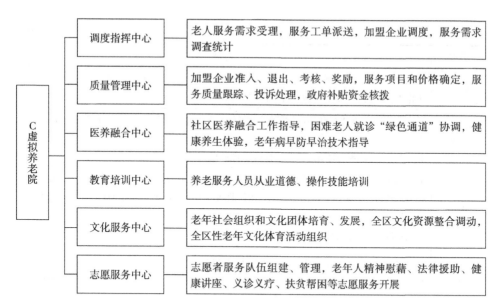

图 2-1　C 虚拟养老院组织机构

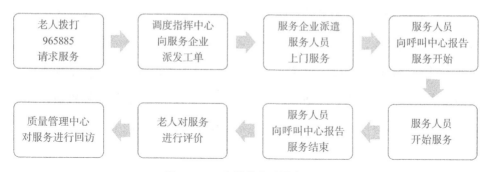

图 2-2　C 虚拟养老院服务流程

表 2-4　C 虚拟养老院的补贴标准

类别	内容
A1 类	老人为生活基本不能自理的城市"三无"（无劳动能力、无法定赡养人、无经济来源）老人、享受最低生活保障或被划定为城市低收入人群的困难"空巢"老人和农村"五保户"老人 工作人员每天上门服务，补贴标准为 552 元 / 月
A2 类	老人为生活半自理的城市"三无"、困难"空巢"和农村"五保户"老人 工作人员每三天上门服务一次，补贴标准为 324 元 / 月

类别	内容
A3 类	老人为生活能自理的城市"三无"、困难"空巢"和农村"五保户"老人 工作人员每周上门服务一次，补贴标准为 84 元 / 月
A4 类	老人为重病、重残和有其他特殊情况的城市"三无"、困难"空巢"和农村"五保户"老人 服务人员进行 24 小时陪护服务，补贴标准为 1680 元 / 月
B 类	老人为重点优抚对象，90 岁以上高龄老人，市级以上劳模、"三八红旗手""见义勇为"称号获得者，正高以上职称老专家，担任两届以上（含两届）的离退休的省市人大代表、政协委员 补贴标准为 50 元 / 月
C 类	普通老人自己购买服务，但价格比市场平均价优惠 20% 左右

从服务内容的角度看，通过虚拟养老院线下提供的服务主要包括日间生活照护、配餐助餐、家政服务、文娱活动、照顾者喘息服务等。从服务的形式来看，可以定点服务，也可以上门服务；可以是志愿者服务等公益服务，也可以是政府补贴或政府不补贴的低偿、有偿服务。从服务进程来看，老年群体在不同阶段有着不同的需求。伴随着退休适应期、老年活跃期、失能障碍期、重病卧床期和生命临终期等生命的阶段性延展，需要及时调整服务模式开展一体化服务。

虚拟养老院在市场化运营中面临工作人员流动大问题，需要进一步发挥政府"第一责任主体"的设计者、经营者、服务者、保障者等多重角色作用，整合养老资源，健全"公共财政＋社会资本＋慈善捐助"的资金筹措机制，建立起公共财政社会福利的长效分配机制；大力扶持现代家庭服务业等品牌企业，扶持家庭服务业中小微企业走向产业化、集团化。此外，可有针对性地进行老旧小区适老化改造，引进社区服务延长服务链，探索"低成本—高品质—广福祉"的社区居家养老模式。

虚拟养老院通过虚拟的网络提供实实在在的服务，需要鼓励社会资本的多模式参与，整合资源、优势互补、高效运作，重构与时俱进、富有结构弹性的社会化社区养老服务体系，积极有效地回应老年人实际需求——失能护理的刚性需求、安养乐活的精神需求及有待发现的沉默需求等。智慧健康养老实现了多数老年人安养、乐活和善终的"在地老化"。❶

（三）智慧健康养老应用试点的示范效应

持续性的行政性放权为地方自主开展政策试验提供了行动空间，"试点示范"一直是我国大规模政策试验的有效组织形式，也是一种应对复杂性和不确定性而构建的决策模式。基于测试和循证导向，新的理念先在局部地区开展试点，经评估后进一步改进政策安排，进而大大提升公共治理的适应性和创新性。❷智慧健康养老从理念的提出到实践的落地，大约十年的时间，已在全国各地形成了一批投身智慧健康养老较为成熟的企业、街道（乡镇）、基地。自2017年开始，国家组织申报智慧健康养老应用试点示范单位，先后分六批共产生了智慧健康养老示范企业238家，智慧健康养老示范街道（乡镇）387个，智慧健康养老示范基地99家（图2-3），为智慧养老产业的健康发展提供了丰富的理念指引和模式参考。2023年，工业和信息化部、民政部、国家卫生健康委员会对2017—2019年（前三批）智慧健康养老应用试点示范进行了复核，共有242家（个）智慧健康养老应用试点示范企业、示范街道（乡镇）、示范基地通过复核。

❶ 穆光宗，朱泓霖.中国式养老：城市社区居家养老研究[J].浙江工商大学学报，2019（3）：92-100.
❷ 杨宏山，周昕宇.中国特色政策试验的制度发展与运作模式[J].甘肃社会科学，2021（2）：24-31.

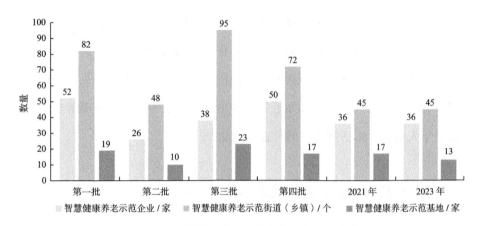

图 2-3　智慧健康养老应用试点示范发展趋势

最受关注的 99 家智慧健康养老示范基地中，第一批 19 家、第二批 10 家、第三批 23 家、第四批 17 家、2021 年 17 家、2023 年 13 家，主要分布在辽宁、吉林、黑龙江、山西、北京、天津、上海、江苏、浙江等 20 余个省（自治区、直辖市）（表 2-5），其中四川、浙江的智慧健康养老示范基地最多。截至 2024 年 3 月，国内尚有 9 个省份没有智慧健康养老示范基地。在 2023 年工业和信息化部、民政部、国家卫生健康委员会对前三批智慧健康养老应用试点示范基地的复核中共有 33 个示范基地通过复核，19 个基地未通过。由此可见，智慧健康养老推进的进程快慢不一，呈现出较为明显的差异化特征。智慧养老的发展既是人口大省养老压力的倒逼使然，也是各地积极探索养老模式的应然选择；既需要强劲经济实力的支撑，也需要应用试点勇气和技术创新能力，更需要久久为功的养老智慧和发展韧劲。

表 2-5　智慧健康养老应用试点示范基地名单

所在省区市	基地名称	试点批次（复核）
辽宁省	沈阳市苏家屯区智慧健康养老示范基地	第一批（复核通过）
	大连市沙河口区智慧健康养老示范基地	第一批（复核通过）
	大连市西岗区智慧健康养老示范基地	第二批（复核通过）

续表

所在省区市	基地名称	试点批次（复核）
吉林省	长春市二道区智慧健康养老示范基地	第四批
黑龙江省	大庆市萨尔图区智慧健康养老示范基地	第一批
山西省	太原市智慧健康养老示范基地	第三批
北京市	北京市房山区燕山地区智慧健康养老示范基地	2023 年
天津市	天津市和平区智慧健康养老示范基地	2023 年
上海市	上海市长宁区智慧健康养老示范基地	第一批（复核通过）
	上海市奉贤区智慧健康养老示范基地	第二批（复核通过）
	上海市闵行区智慧健康养老示范基地	第三批（复核通过）
	上海市徐汇区智慧健康养老示范基地	第三批（复核通过）
	上海市浦东新区智慧健康养老示范基地	2021 年
	上海市普陀区智慧健康养老示范基地	2021 年
江苏省	苏州市吴中区智慧健康养老示范基地	第三批（复核通过）
	南京市雨花台区智慧健康养老示范基地	2021 年
	盐城市东台市智慧健康养老示范基地	2021 年
	南京市江宁区智慧健康养老示范基地	2021 年
	苏州市吴江区智慧健康养老示范基地	2023 年
	常州市新北区智慧健康养老示范基地	2023 年
浙江省	嘉兴市嘉善县智慧健康养老示范基地	第一批（复核通过）
	嘉兴市平湖市智慧健康养老示范基地	第一批
	绍兴市智慧健康养老示范基地	第一批
	杭州市智慧健康养老示范基地	第二批
	湖州市智慧健康养老示范基地	第二批
	杭州市西湖区智慧健康养老示范基地	第三批（复核通过）
	杭州市拱墅区智慧健康养老示范基地	第三批（复核通过）
	温州市瓯海区智慧健康养老示范基地	第三批（复核通过）
	杭州市滨江区智慧健康养老示范基地	第四批
	嘉兴市南湖区智慧健康养老示范基地	第四批
	湖州市吴兴区智慧健康养老示范基地	第四批
	宁波市鄞州区智慧健康养老示范基地	第三批

续表

所在省区市	基地名称	试点批次（复核）
浙江省	杭州市萧山区智慧健康养老示范基地	2021 年
	嘉兴市秀洲区智慧健康养老示范基地	2021 年
	杭州市富阳区智慧健康养老示范基地	2021 年
	舟山市普陀区智慧健康养老示范基地	2023 年
河北省	廊坊市固安县智慧健康养老示范基地	第一批
湖南省	株洲市智慧健康养老示范基地	第三批
	长沙市长沙县智慧健康养老示范基地	2021 年
	益阳市资阳区智慧健康养老示范基地	2023 年
湖北省	武汉市经济技术开发区智慧健康养老示范基地	第三批（复核通过）
	武汉市武昌区智慧健康养老示范基地	第三批（复核通过）
	武汉市江汉区智慧健康养老示范基地	第四批
江西省	赣州市章贡区智慧健康养老示范基地	第二批（复核通过）
	抚州市智慧健康养老示范基地	第三批
安徽省	安庆市智慧健康养老示范基地	第一批
	铜陵市智慧健康养老示范基地	第三批
	合肥市智慧健康养老示范基地	第四批
	滁州市智慧健康养老示范基地	第四批
	合肥市庐阳区智慧健康养老示范基地	2021 年
	滁州市琅琊区智慧健康养老示范基地	2021 年
	铜陵市铜官区智慧健康养老示范基地	2021 年
	合肥市蜀山区智慧健康养老示范基地	2023 年
	合肥市肥西县智慧健康养老示范基地	2023 年
广东省	广州市越秀区智慧健康养老示范基地	第三批（复核通过）
	惠州市智慧健康养老示范基地	第三批
	深圳市龙华区智慧健康养老示范基地	第三批（复核通过）
	深圳市宝安区智慧健康养老示范基地	第四批
山东省	济南市历下区智慧健康养老示范基地	第一批（复核通过）
	淄博市博山区智慧健康养老示范基地	第一批（复核通过）
	济南市天桥区智慧健康养老示范基地	第二批（复核通过）

续表

所在省区市	基地名称	试点批次（复核）
山东省	青岛市崂山区智慧健康养老示范基地	第二批（复核通过）
	淄博市张店区智慧健康养老示范基地	第三批（复核通过）
	潍坊市寿光市智慧健康养老示范基地	第三批（复核通过）
	济南市市中区智慧健康养老示范基地	第四批
	潍坊市奎文区智慧健康养老示范基地	第四批
	青岛市西海岸新区智慧健康养老示范基地	2021 年
	德州市齐河县智慧健康养老示范基地	2021 年
	临沂市平邑县智慧健康养老示范基地	2023 年
河南省	洛阳市智慧健康养老示范基地	第一批
	焦作市智慧健康养老示范基地	第一批
	许昌市鄢陵县智慧健康养老示范基地	第二批（复核通过）
	郑州市金水区智慧健康养老示范基地	第四批
	新乡市智慧健康养老示范基地	第四批
	驻马店市汝南县智慧健康养老示范基地	2023 年
	焦作市山阳区智慧健康养老示范基地	2023 年
四川省	成都市温江区智慧健康养老示范基地	第一批（复核通过）
	成都市武侯区智慧健康养老示范基地	第一批（复核通过）
	攀枝花市智慧健康养老示范基地	第一批
	成都市邛崃市智慧健康养老示范基地	第二批（复核通过）
	成都市金牛区智慧健康养老示范基地	第二批
	成都市锦江区智慧健康养老示范基地	第三批（复核通过）
	成都市青羊区智慧健康养老示范基地	第三批（复核通过）
	成都市金堂县智慧健康养老示范基地	第三批（复核通过）
	成都市成华区智慧健康养老示范基地	第四批
	成都市郫都区智慧健康养老示范基地	第四批
	成都市龙泉驿区智慧健康养老示范基地	第四批
	成都市都江堰市智慧健康养老示范基地	2021 年
	成都市青白江区智慧健康养老示范基地	2021 年
	成都市大邑县智慧健康养老示范基地	2021 年

所在省区市	基地名称	试点批次（复核）
四川省	攀枝花市米易县智慧健康养老示范基地	2023 年
	攀枝花市东区智慧健康养老示范基地	2023 年
云南省	玉溪市智慧健康养老示范基地	第一批
	昆明市官渡区智慧健康养老示范基地	第四批
陕西省	咸阳市渭城区智慧健康养老示范基地	第一批（复核通过）
	西安市碑林区智慧健康养老示范基地	第三批（复核通过）
	西安市莲湖区智慧健康养老示范基地	第四批
甘肃省	兰州市城关区智慧健康养老示范基地	第三批（复核通过）
新疆维吾尔自治区	昌吉回族自治州玛纳斯县智慧健康养老示范基地	第一批

智慧健康养老示范基地多与国内优秀的科技公司或养老服务公司建立战略合作关系，将当地的养老机构、福利机构、医疗机构、社区等各种可利用的资源进行有效整合，最终实现了资源共享、优势互补的智慧康养融合发展。政府产业发展利好政策的出台及资金投入的加大，都有力地推动了当地智慧健康养老体系的建设和发展。智慧健康养老示范基地推动了综合养老服务体系的建设，逐渐形成了智慧健康养老服务产业集群，实现了"以点带面"或"以面带片"智慧健康养老产业的可持续发展。

（四）中国智慧养老的经验

中国的智慧养老探索尽管起步较晚，但是发展的步伐较大，实践力度很强，取得的成效较为显著，在与生态养老、健康养老、亲情养老、旅居养老等领域的融合发展中探索了诸多特色养老模式，积累了诸多经验。对于这些经验的总结反思，有利于推动智慧健康养老的良性运行和协调发展。

1. 服务方式：人机交互到人境互动

从智慧养老的服务方式来看，中国的探索经历了从人机交互到人境互动的发展。例如，珠海的 e-Link 模式通过电子方式进行各种养、医、人与老年人的连接，将老年人纳入"智慧医养平台"，足不出户就可享受养老服务。北京的无介入照护模式是一类智能看护系统，以传感器和云平台全天候监测为老年人提供照护和预警服务，进而通过分析老年人体征，在线下为老年人提供帮助和照护。成都绘制养老"关爱地图"，对全市高龄、独居、空巢、失能等老年人特殊群体开展摸查，然后绘制集老年人动态管理数据库、老年人能力评估等级档案、养老服务需求、养老服务设施于一体的全市养老"关爱地图"，形成体系完整、内容清晰、精准全面的服务清单和行动指南。截至 2020 年年底，"关爱地图"已汇集 126.5 万名 60 岁以上老人、38.7 万名 80 岁以上老人、284 个助餐点位、243 家助老社会组织等数据信息，养老服务实现了线上线下融合发展。❶浙江省杭州市探索的"互联网＋"养老服务新模式，助推传统养老服务业态的改造升级，发挥互联网虚拟平台与产业实体的耦合作用，实现了服务最大化的示范性推广价值。浙江桐乡市统筹推进居家养老服务照料中心与市、镇、村三级"互联网＋"养老服务站点建设，打造互动式阵地，集中为老年人提供互动式照护服务，设置日托室、食堂、医疗保健室、谈心室、体能检测室、棋牌室、图书室、书画室、舞蹈排练健身房等功能室，打通居家养老服务"最后一公里"。❷

河南、河北、贵州、内蒙古、甘肃等地按照"管办分离、委托运维"的思路，建设运营"12349"居家养老服务信息平台、"百孝坊智慧养老云"、"虚拟养老院"等，全面放开养老服务市场，在土地规划、报批建设、税务减免、

❶ 成都："关爱地图"让 160 万老人实现家门口养老 [EB/OL].（2020-03-23）[2020-08-10]. http://gongyi. people.com.cn/n1/2020/0323/c151132-31644853.html.

❷ 浙江桐乡：借力"互联网大会"创新模式提升老年人满意度 [EB/OL].（2018-07-05）[2020-07-10]. http://www.ceh.com.cn/ep_m/ceh/html/2018/07/05/06/06_46.html.

资金补贴等方面对养老服务项目建设给予政策支持；按照"信息平台＋服务队伍"的方式，逐步构建"一个网站（12349居家养老服务网站）、五个子平台（24小时呼叫平台、养老服务调度平台、远程物联医疗平台、服务支付平台、服务监管平台）"架构，实现养老服务需求与服务商家的有效对接；创新"12349"主动与被动呼叫相结合的服务模式，开展互联网医疗服务、智慧广电服务平台、AI智能照护设备、居家养老"十助"等服务，打造"10~15分钟居家和社区养老服务圈"。

2. 服务资源："小匹配"到"大整合"

从智慧养老服务资源配置整合的角度看，中国经历了从"小匹配"到"大整合"的发展历程。例如，珠海的e-Link模式起初的重点在于老年人的"小家庭"服务配置和支持，而乌镇模式、北京通模式则重点围绕社区内的服务资源进行匹配动员，充分发挥社区"大家庭"养老的资源优势。嘉兴市秀洲区选择了500位75岁以上、有基础疾病且子女不经常在身边的老人作为试点对象，开展集康养、医疗、护理和居家照料于一体的"家院融合·养医护"智慧照料项目试点，开发了"居家养老服务照料中心运维管理系统"，采用"线上＋线下"监管手段，实现了"技管＋人管"资源的有机结合。

浙江桐乡以健康档案为核心，利用物联网智能居家设备、健康管理App建立线上预约挂号、网上会诊和线下上门照护服务的链接，为老年人提供慢病管理和健康数据动态监测等服务，有效地整合了养老服务综合信息平台、远程医疗服务平台等线上云平台，以及居家养老服务照料中心、社区卫生服务站等线下服务资源。青岛探索医、养、康、护一条龙服务的"健康中国"青岛模式，形成独特的"医中有养、养中有医、医联结合、养医签约、两院一体、居家巡诊"医养结合新模式，建立了"政府主导、部门联动、融合发展、全面覆盖"的医养结合服务形态，实现了医、养、康、护一条龙服务；设立长期护理保险，将失能老人的基本生活照料纳入职工护理保障范围，破解了"医院不能养、机构不能医、家庭无力护"等困局。

上海以"一网统管""一网通办"两张网为牵引，通过一体化信息服务平台推动全方位数据赋能，大力促进了社企联动和信息资源的共享，打造了线上线下协同联动的社区治理"新范式"，实现社区监管全覆盖。上海的"嵌入式"智慧养老在城区打造"15分钟居家养老服务圈"，探索完善超大型城市养老服务模式，持续提供融合助餐、日托、全托、医养结合等于一体的综合养老服务；推广社区"养老顾问"制度，养老顾问点街镇全覆盖，推动"机构、社区、居家"养老服务融合发展。其以老年人服务需求为导向，突出对失能失智老人的照料帮扶，扩展精神文化服务的内涵，优化日常生活服务与医药康养保障的供给，有力提升了区域养老精准服务和老年人健康管理水平，促进了养老治理数字化转型。

3. 服务内容：环境辅助与精神照护兼顾

从智慧养老服务的内容来看，主要包括状态监测、辅助生活、精神照护等。例如，北京凯智能的无介入照护模式的重点在于状态监测，而珠海 e-Link 模式可以同时向老人提供人文关怀、文化娱乐等精神照护服务。"乌镇模式"建立了服务需求评估、服务数据分析、照护服务管理、社区服务交互、会员管理等数据库，搭建起"互联网+"养老服务综合信息平台，实现了老年人口的在线实时数据查询、养老补贴管理、养老服务需求审批、长期照护评估、慢病管理等功能，增强了智慧养老服务平台运行的实际效能。

杭州的"市场化+"智慧养老新模式面向70周岁及以上独居空巢孤寡老人、80周岁及以上高龄老人，以及享受政府养老服务补贴老人三类人群，以"助急"为重点，向老年人提供"助急""助洁""助餐""助医""助浴""助行""助聊"的"七助"服务，兼顾应急救助、紧急呼叫、亲情通话等具有区域特色的服务。南京家属照料模式通过政府购买服务与养老服务组织相对接，养老服务组织聘用老人家属照顾老人，政府对其进行支付补贴，实现了传统家庭养老资源的有效利用和功能适配的最大化。

不管是哪一方面的养老服务都离不开信息技术的应用，这些信息技术主要体现在存储、监测、分析、监管、变革等方面。信息技术在成都"关爱地图"中既要实现存储、监测，也用于分析和决策；在北京怡凯智能的无介入照护模式中主要用于监测；珠海 e-link 模式、北京通模式中主要用于数据层面的分析和决策；在乌镇模式中，帮助政府部门进行平台监管。近年来，信息技术在智慧养老实践中已经突破了基础的数据层应用，扩展到了业务层的应用，改变了传统养老业务流程。各个维度之间互相关联，能够对服务方式、服务内容、服务对象、服务广度、服务资源等进行深度整合或主动选择。

相比于传统的"保姆式"养老服务，智慧养老借助互联网技术，通过对人、物、网络、信息、资源的整合，拓展了养老服务的广度和深度。通过互联网＋、物联网、大数据的应用，个性化智慧养老使老人在家得到全方位的照护。智慧居家养老模式的理念对于解决失能、半失能老人服务问题具有高度契合性，成为解决养老问题的有效举措。可以说，智慧养老信息平台满足了失能老人的不同需求，能够提供多元化服务。

第三章　失能老人分类与基本特征

老龄化、高龄化趋势加剧的同时，失能风险不断增加，高龄老人中的失能、失智比例进一步提高。高龄老人面临着晚年生活自理能力减退、生活依赖性增强等困境，进而对非正式的家庭照护与正式的社会化照护需求大幅提升。与此同时，家庭结构的核心化趋势、养老资源的供不应求、社会公共服务能力的不足，使失能老人照护面临前所未有的挑战，失能老人照护需求剧增与社会支撑能力不足的矛盾成为应对老龄化的共性难题。

根据中国老龄科学研究中心发布的数据，到 2030 年和 2050 年，我国失能老人将分别达到 6 168 万和 9 750 万人，这一统计数据尚未包括约 1 000 万人口规模的失智老人。[1]《国家应对人口老龄化战略研究总报告》的数据显示，2090年前，中国将始终是世界上 80 岁以上高龄人口最多的国家；到 2100 年，高龄人口占老龄人口的比例将达到 33.6%。[2]高龄化趋势必然带来失能风险的增加。除了高龄老人规模大、高龄化水平高，我国老年人整体健康状况不理想也是失能风险增加的又一个重要因素。我国超过 1.8 亿老年人患有慢性病，75% 的老年人患有一种及以上慢性病。根据测算，中国 2018 年人均预期寿命是 77 岁，

---

[1] 彭希哲，宋靓珺，茅泽希．中国失能老人问题探究——兼论失能评估工具在中国长期照护服务中的发展方向 [J]．新疆师范大学学报（哲学社会科学版），2018（5）：2，102-118.

[2] 国家应对人口老龄化战略研究总课题组．国家应对人口老龄化战略研究总报告 [M]．北京：华龄出版社，2014：8.

但是健康预期寿命只有 68.7 岁。●换言之，带病生存将是老年人晚年生活的大概率事件。进入老龄社会，失能老人的养老问题将是中国不得不面临的严峻问题，社会流动规模化、人口结构老龄化和家庭结构小型化共同对传统家庭养老形成挑战，老人失能的风险已从以往个体化困境和家庭问题上升为社会公共问题。

一、失能老人的概念与分类

（一）失能老人的概念

何为失能？失能一般指的是由于身体、智力障碍等先天原因或事故、疾病、年老等后天因素导致身体和智力低于正常人日常活动能力，造成生活不能或部分不能自理，需要他人帮助和照护的情况。失能被定义为一切因意外伤害或疾病带来的与躯体或精神相关的损伤、活动能力的限制或丧失，以及社会参与限制，也被理解为不能独立且自主地完成某项或多项日常生活活动。失能既包括身体失能，主要表现为日常起居困难；也包括心智失能，主要表现为认知困难；还包括感官失能，主要表现为视力或听力的障碍，等等。对失能老人的界定一直存有广义和狭义之分，狭义角度的失能老人是指生活完全不能自理，必须依赖他人照护的老年人；广义角度的失能老人是指因年迈、疾病、伤残、智障、突发事故等原因导致各种机体功能出现障碍，部分或完全丧失生活自理能力的老年人。

"失能"并不完全等于"生活不能自理"，但在实际应用中两个概念容易混淆。从某个角度理解，"失能"是生物医学概念，强调人体内在结构的功能性

● 中国人均预期寿命 77 岁，但有 8 年多在生病 [EB/OL].（2019-07-30）[2021-07-30]. https://news. china.com/socialgd/10000169/20190730/36712609.html.

障碍，而"生活不能自理"是社会行为概念，考虑社会人口学、外部环境因素等方面的影响。❶

失能老人在自我照顾和独立生活方面存在功能障碍，这种功能障碍包括基本日常生活活动能力和工具性日常生活活动能力（IADL）方面的障碍。根据老人在吃饭、穿衣、洗澡、上厕所、上下床和室内走动 6 个方面的得分多少来衡量失能程度，可以区分为轻度失能老人、中度失能老人和重度失能老人，统称为"失能老人"。重度失能老人可称为"全失能老人"，轻度失能老人和中度失能老人可称为"半失能老人"。❷工具性日常生活活动能力主要包括上街购物、外出活动、食物烹调、家务维持、洗衣服、使用电话、服用药物、管理财物八个方面。通过分值量化，各项分值 2~4 分不等，总分 24 分，分值越低意味着失能程度越深（表 3-1）。

表 3-1　工具性日常生活活动（IADL）评估项目及分值量化表

项目	分值	内容
①上街购物	3	独立完成所有购物需求
	2	独立购买日常生活用品
	1	每一次上街购物都需要有人陪
	0	完全不会上街购物
②外出活动	4	能够自己开车、骑车
	3	能够自己搭乘大众交通工具
	2	能够自己搭乘出租车但不会搭乘大众交通工具
	1	当有人陪同可搭出租车或大众交通工具
	0	完全不能出门
③食物烹调	3	能独立计划、烹煮和摆设一顿适当的饭菜
	2	如果准备好一切作料，会做一顿适当的饭菜

❶ 彭希哲，宋靓珺，茅泽希 . 中国失能老人问题探究——兼论失能评估工具在中国长期照护服务中的发展方向 [J]. 新疆师范大学学报（哲学社会科学版），2018（5）：2, 102-118.

❷ 肖云 . 中国失能老人长期照护服务问题研究 [M]. 北京：中国社会科学出版社，2017：24.

83

续表

项目	分值	内容
③食物烹调	1	会将已做好的饭菜加热
	0	需要别人把饭菜煮好、摆好
④家务维持	4	能做较繁重的家事或需偶尔家事协助（如搬动沙发、擦地板、洗窗户）
	3	能做较简单的家事，如洗碗、铺床、叠被
	2	能做家事，但不能达到可被接受的整洁程度
	1	所有的家事都需要别人协助
	0	完全不会做家事
⑤洗衣服	2	自己清洗所有衣物
	1	只清洗小件衣物
	0	完全依赖他人
⑥使用电话	3	独立使用电话，含查电话簿、拨号等
	2	仅可拨熟悉的电话号码
	1	仅会接电话，不会拨电话
	0	完全不会使用电话
⑦服用药物	3	能自己负责在正确的时间服用正确的药物
	2	需要提醒或少许协助
	1	如果事先准备好服用的药物份量，可自行服用
	0	不能自己服用药物
⑧管理财务	2	可以独立处理财务
	1	可以处理日常理财，但需要别人协助进行银行大宗产品购买
	0	不能处理钱财

（二）失能老人评估工具的发展

失能是一个从健康引申出来的复杂的多维概念，这种多维复杂性给失能的评估操作带来了很大的不确定性。评估工具的选择经历了从简单易行到复杂多变的发展历程。早期的评估工具聚焦躯体的活动能力，一般通过日常生活自理能力进行测量；后来的评估工具发展为基于综合健康多维度失能测量指标，增加了认知心理、社会环境等维度，并纳入老化预防、成本管控等重要因素。当前的评估工具趋于模块化，纳入了长期照护的综合评估体系，考虑照护场所的兼容模式等。评估工具的模块化包括躯体活动能力、精神与认知健康、社会健康、生活环境、经济审查、兼容与个性等具体内容，每个模块下面包含了巴塞尔（Barthel）量表、老年抑郁量表（GDS）、社会适应能力评估量表（SFRS）、社会距离量表（SDS）等针对躯体活动、精神与认知健康、社会健康等多层次失能评估体系。如 Barthel 量表将失能者的受限程度进行了量化，共分了 5 个等级（表 3-2），0~20 分属于完全依赖，21~60 分属于严重依赖，61~90 分属于中度依赖，91~99 分属于轻度依赖，100 分则是完全独立。

表 3-2　Barthel 量表评估项目及分值量化表

项目	分值	内容
①进食	10	自己在合理的时间内（约十秒钟吃一口），可用餐具取食眼前食物，若须使用进食辅具，会自行取用穿脱，不需协助
	5	需别人协助取用或切好食物或穿脱进食辅具
	0	无法自行取食
②轮椅与床位间的移动	15	可独立完成，包括轮椅的刹车及移开脚踏板
	10	需要稍微的协助（如予以轻扶以保持平衡）或需要口头指导
	5	可自行从床上坐起来，但移位时仍需别人帮忙
	0	需别人帮忙方可坐起来或需别人帮忙方可移位
③个人卫生	5	可独立完成洗脸、洗手、刷牙及梳头发
	0	需要别人帮忙
④上厕所	10	可自行进出厕所，不会弄脏衣物并能穿好衣服。使用便盆者，可自行清理便盆
	5	需帮忙保持姿势的平衡，整理衣物或使用卫生纸。使用便盆者，可自行取放便盆，但仰赖他人清理
	0	需他人帮忙
⑤洗澡	5	可独立完成（不论是盆浴或沐浴）
	0	需别人帮忙

续表

项目	分值	内容
⑥行走于平地上	15	使用或不使用辅具皆可独立行走 50 米以上
	10	需要稍微的扶持或口头指导方可行走 50 米以上
	5	虽无法行走，但可独立操纵轮椅（包括转弯、进门及接近桌子、床沿）并可推行轮椅 50 米以上
	0	需别人帮忙
⑦上下楼梯	10	可自行上下楼梯（允许抓扶手、用拐杖）
	5	需要稍微帮忙或口头指导
	0	无法上下楼梯
⑧穿脱衣服	10	可自行穿脱衣服、鞋子及使用辅具
	5	在别人帮忙下可自行完成一半以上的动作
	0	需别人帮忙
⑨大便控制	10	不会失禁，并可自行使用塞剂
	5	偶尔失禁（每周不超过一次）或使用塞剂时需别人帮助
	0	需别人处理（挖大便）
⑩小便控制	10	日夜皆不会尿失禁，并可自行使用塞剂
	5	偶尔会尿失禁（每周不超过一次）或尿急（无法等待便盆或无法及时赶到厕所）或需别人帮忙处理
	0	需别人处理

对失能老人需求的精准评估成为关系长期照护有效落地的关键要素，评估工具的模块化兼顾了失能状态评估和照护需求识别，由单一的躯体失能评估发展成为多维度的综合健康评估，推动了健康老龄化理念在社会层面的深入实践。评估的目标逐渐由对失能人群的识别转变为对照护支持需求的评估，失能状态的综合评估逐渐覆盖了健康的多维度失能老人的照护需求评估，建立多层次、模块化的综合性长期照护需求评估体系成为必然需求和选择。❶

---

❶ 王东京. 建立老年人长期照护需求综合评估体系 [N]. 中国社会科学报，2020-08-12.

（三）失能老人的类型划分

根据老人生活自理能力情况，可以将失能老人划分为全部丧失、大部分丧失和部分丧失生活自理能力的老人，主要通过 ADLs 进行老年人基本生活自理方面的个体功能测定。

国际上通常采用基本日常生活活动（ADL）和工具性日常生活活动（IADL）进行老年人基本生活能力的状况评测。目前，多数研究仅以 ADL 的六项指标作为界定失能老人的指标参照，若要全面反映老年人生活功能情况，还需将 ADL 和 IADL 结合起来，将 IADL 纳入失能评测体系。基本日常生活活动能力主要通过吃饭、穿衣、洗澡、上厕所、上下床和室内走动 6 项指标来评测，根据失能项目或得分多少来衡量失能程度。每项活动的测评结果分为"独立完成"和"不能独立完成"。不能独立完成 1~2 项、3~4 项、5~6 项活动的老年人分别被评定为"轻度失能""中度失能"和"重度失能"老人，统称为"失能老人"；若 6 项指标均能独立完成，则为"自理老人"。工具性日常生活能力的 8 项指标分别为上街购物、外出活动、食物烹调、家务维持、洗衣服、使用电话的能力、服用药物和管理财物，其中上街购物（或日常购物）、食物烹调（做饭）、家务维持（做家务）和洗衣服是最为核心的工具性日常生活功能。综合 6 项 ADL 能力和 4 项 IADL 能力状况，按照自理能力可以将老年人分为：完全自理老人、轻微失能老人、轻度失能老人、中度失能老人、重度失能老人和极重度失能老人。❶

如果 6 项 ADL 能力和 4 项 IADL 能力都选择"不费力"，这些老人即完全自理老人，不是本书的研究对象。如果 6 项 ADL 能力都选择"不费力"，4 项 IADL 能力中有 1 项以上选择"有些困难"或"做不了"，这些老人即轻微失能老人，ADL 没有障碍，工具性日常生活能力存在部分缺失。如果 6 项 ADL

---

❶　吕晓莉 . 中国城乡失能老人长期照料需求比较研究 [M]. 北京：中国社会科学出版社，2016：41.

能力中有 1~6 项选择"有些困难"，但不存在"做不了"的情况，这些老人即轻度失能老人，ADL 出现一定功能障碍，但基本生活功能没有丧失，只是需要借助辅助类的服务支持。如果 6 项 ADL 能力中有 1~2 项选择"做不了"，这些老人即中度失能老人，基本日常生活能力部分缺失，一定程度上不能自理或独立生活。如果 6 项 ADL 能力中有 3~4 项选择"做不了"，这些老人为重度失能老人，处于半自理和基本不能自理的状态，依赖于外部的生活照料或护理服务。如果 6 项 ADL 能力中有 5~6 项选择"做不了"，这些老人为极重度失能老人，基本日常生活能力完全丧失，处于不能自理状态，需要全面的日常生活照料和医疗护理服务（图 3-1）。❶

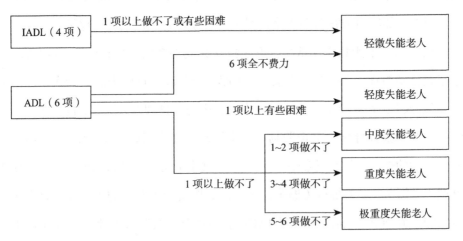

图 3-1　不同类型失能老人自理能力等级

失能人口规模的扩张使老年人的长期照料需求日益增加。长期照护是缓解失能老年人家庭照料的关键，将 IADL 指标纳入失能老人测评体系，为失能老人提供更加精准的照料服务和广泛的社会支持，能够在提高失能老人自理生活能力的同时，进一步提高其参与社会能力和生活质量。

---

❶ 吕晓莉 . 中国城乡失能老人长期照料需求比较研究 [M]. 北京：中国社会科学出版社，2016：35-36.

二、中国失能老人的增长趋势

第四次中国城乡老年人生活状况抽样调查结果显示，截至 2015 年，中国失能、半失能老年人大约 4 063 万人，占老年人口 18.3%，预计到 2050 年会达到 9 000 多万人。❶据 PADIS-INT 人口预测，到 2050 年，城镇失能老人将上升至 43 563 千人，其中轻度失能 32 534 千人，中度失能 5 928 千人，重度失能 5 101 千人；农村失能老人将达到 11 390 千人，其中轻度失能 8 351 千人，中度失能 1 867 千人，重度失能 1 172 千人（表 3-3）。❷从预测可以看出，不管是城镇还是农村，失能老人的总体数量都呈现上升趋势；城镇失能老人的增长比农村失能老人的增长相对较多，与 2020 年相比，2050 年城镇失能老人增长了 274%，农村失能老人增长了 110%。❸

表 3-3　中国 2020—2050 年城乡不同失能老人数量预测

单位：千人

年份	城镇			农村		
	轻度失能	中度失能	重度失能	轻度失能	中度失能	重度失能
2020	11 861	2 161	1 859	7 622	1 705	1 070
2025	14 705	2 679	2 305	8 290	1 854	1 164
2030	18 863	3 437	2 957	9 274	2 074	1 302
2035	23 895	4 354	3 746	10 169	2 274	1 427
2040	28 111	5 122	4 407	10 254	2 293	1 439
2045	30 450	5 548	4 774	9 398	2 102	1 319
2050	32 534	5 928	5 101	8 351	1 867	1 172

❶ 叶正兴，李桂兰．4000 万失能老人急需照料 [N].健康时报，2018-02-02.

❷ 曹信邦．中国失能老人长期照护多元主体融合研究——基于财务供给的视角 [M].北京：社会科学文献出版社，2020：89.

❸ 曹信邦．中国失能老人长期照护多元主体融合研究——基于财务供给的视角 [M].北京：社会科学文献出版社，2020：89.

第四次中国城乡老年人生活状况抽样调查结果显示，2015 年我国城乡在家居住的老年人中失能老人占 4.2%，其中重度失能老人占 1.3%，中度失能老人占 0.5%，轻度失能老人占 2.3%。进一步分析失能老人的失能程度发现：中度失能老人在失能老人中的占比最小，占 12.8%；轻度失能老人在失能老人中的比例最高，占 56.2%；重度失能老人占 31%。❶农村老年人的失能率高于城市，而农村女性老年人的自理能力最弱，失能且需要其他人照料帮助的比例达到 5.1%。

失能老年人中，各项日常生活活动的失能率排序由高到低依次是：洗澡、上厕所、室内走动、上下床、穿衣、吃饭，不能洗澡、上厕所的老年人所占比例最高。老年人的失能率随时间推移呈不同发展趋势，轻度失能老年人占总体老年人口的比重从 2000 年的 5.8% 下降到 2015 年的 2.3%；但重度失能老年人占总体老年人口的比重呈上升趋势，从 2000 年的 0.5% 上升到 2015 年的 1.3%。❷

中国失能老人的规模之巨、增长速度之快，是进入老龄化社会及老龄社会后不得不面临的严峻社会挑战，失能风险从个体、家庭层级上升为社会风险已成为不争事实。失能老人不断增大的规模和不断增加的多元化照护需求，直接挑战家庭及家庭照顾者的承压区间和负担极限，高龄老人的照护需求和照护问题尤为突出。失能老人的照料护理成本随着年龄的增长不断提高，照护需求的连续性增长与照护服务资源供给的持续性不足成为失能老人养老难以摆脱困境的结构性问题。

老年人的生活自理能力存在明显的区域差异，东部地区老年人失能的比重

❶ 陈泰昌. 中国城乡老年人失能状况与照护需求分析 [M]// 党俊武. 中国城乡老年人生活状况调查报告（2018）. 北京：社会科学文献出版社，2018：142.

❷ 陈泰昌. 中国城乡老年人失能状况与照护需求分析 [M]// 党俊武. 中国城乡老年人生活状况调查报告（2018）. 北京：社会科学文献出版社，2018：142-144.

为3.5%，中部地区老年人失能的比重为4.0%，西部地区老年人失能的比重为4.8%，而东北地区老年人失能的比重为6.3%。❶可见，东北地区失能老人所占比重最高，东部地区失能老人所占比重最小。这在一定程度上反映出，老年人生活自理能力与其生活所在地的社会经济发展水平之间存在着一定的联系。

2015年，第四次中国城乡老年人生活状况抽样调查结果显示，没上过学的老年人失能的比例最高，占比6.8%，是上过大学的老年人（占比2.2%）的3倍多。可见，受教育水平越低，老年人失能的比例越高，认知状况是老年人生活自理能力的重要影响因素。失智的痴呆老年人是失能老年人中需要特别照护的特殊群体，65岁以上的老年人中患有老年痴呆症的达4.8%，80岁以上老人的痴呆发病率在33%左右，90岁以上老人的痴呆发病率为50%以上，而85~93岁的老年痴呆症的发病率高达25%。❷老年痴呆患者在空巢老人中尤为突出，占比接近60%。相关统计显示，截至2023年年底，我国60岁及以上人群痴呆患者约1 507万人，其中阿尔茨海默病患者983万人，并且阿尔茨海默病的患病率还在不断上升，65岁以上为5%~6%，70岁达到10%，90岁可达48%。❸很显然，老年痴呆患者更需要专业化的照护服务，而这方面的照护服务短板是养老服务的巨大挑战。

三、失能老人的群体特征

据调查，受访的560人中失能老人共有112人（表3-4），占比20%。受

❶　陈泰昌.中国城乡老年人失能状况与照护需求分析 [M].党俊武.中国城乡老年人生活状况调查报告（2018）.北京：社会科学文献出版社，2018：155.

❷　曹煜玲.多层次精准化城市养老服务体系研究 [M].北京：经济科学出版社，2018：112.

❸　董小红，马晓媛.迎战阿尔茨海默病 [EB/OL].（2023-11-21）[2023-11-30].http://www.sx.xinhuanet.com/20231121/f814d0704198445eb6d4336f006d95c6/c.html.

访失能老人样本中男性占 43.75%，少于女性（56.25%），但男性失能老人的比例（19.67%）仅低于女性失能老人（20.26%）不到 1 个百分点。占比 22.04% 的农村失能老人多于城市失能老人（17.58%），农村老年人口的失能率明显高于城镇。丧偶老人的失能率（24.88%）高于有配偶的老人（17.09%），在性别、户籍、婚姻层面的失能情况与第四次中国城乡老年人生活状况抽样调查的结果一致。各年龄段失能老人数量占比明显上升，60~69 岁失能老人占比 10.96%，70~79 岁的失能老人占比上升近 4 个百分点，80~89 岁失能老人占比相较于 70~79 岁老人则上升了近 16 个百分点，90 岁以上的老年人失能率高达 66.67%。老人的居住情况、子女数量与失能率没有显著的直接相关关系，有配偶陪伴的失能老人和多子女失能老人的晚年生活相对较好一些。本书呈现的是失能老人的总体情况，没有细分轻度失能、中度失能、重度失能的具体情况。

表 3-4　受访老年人的失能状况分布

类别全部样本（N=560）		人数	比例/%	类别失能老人样本（N=112）		人数	比例/%	失能老人占总样本的比例/%
性别	男	249	44.46	性别	男	49	43.75	19.67
	女	311	55.54		女	63	56.25	20.26
年龄/岁	60~69	146	26.07	年龄/岁	60~69	16	14.29	10.96
	70~79	207	36.96		70~79	29	45.54	14.01
	80~89	198	35.36		80~89	61	34.82	30.81
	90 以上	9	1.61		90 以上	6	5.36	66.67
户籍类型	农业户口	304	59.82	户籍类型	农业户口	67	59.82	22.04
	非农业户口	256	40.18		非农业户口	45	40.18	17.58
婚姻状况	已婚有配偶	351	62.68	婚姻状况	已婚有配偶	60	53.57	17.09
	丧偶	209	37.32		丧偶	52	46.43	24.88
	离婚	0	0		离婚	0	0	0
	从未结婚	0	0		从未结婚	0	0	0

续表

类别全部样本 （N=560）		人数	比例 /%	类别失能老人样本 （N=112）		人数	比例 /%	失能老人占总样 本的比例 /%
居住 情况	独居	57	10.18	居住 情况	独居	17	15.18	29.82
	与配偶同住	211	37.68		与配偶同住	36	32.14	17.06
	与子女同住	262	46.79		与子女同住	51	45.54	19.46
	隔代同住	15	2.68		隔代同住	4	3.57	26.67
	其他	15	2.68		其他	4	3.57	26.67
子女数	0	0	0	子女数	0	0	0	0
	1	56	1.00		1	8	7.14	14.29
	2	127	22.68		2	30	26.79	23.62
	3	194	34.64		3	34	30.36	17.53
	4 人及以上	183	32.68		4 人及以上	40	35.71	21.86

（一）生理上身体机能严重衰退

生理上的老化是不可逆转的自然规律，身体机能的严重衰退同样不可避免。在 112 位受访失能老人中身体健康状况"比较差"的占比 44.14%，"非常差"的占比 23.56%（图 3-2），可以说近 70% 的失能老人对自身健康的评价为"差"。失能老人健康状况不容乐观，失能老人在生活照料、老年看护、医疗服务等方面的需求强烈。

老年人身体机能的衰退主要表现在机体组织衰老、各器官功能衰退和环境适应性减弱等一系列明显的变化，尤其是免疫力逐渐降低、各种慢性疾病出现并长期伴随老年人，增加了老年人的失能风险。在调查中，112 位失能老人中患有慢性病的失能老人高达 72.32%，患有三种以上慢性病的高达 8.93%（图3-3）。

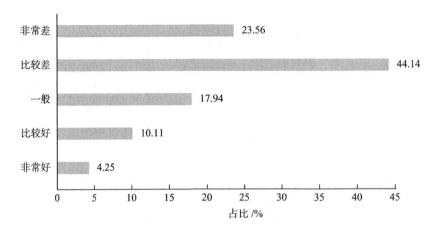

图 3-2　失能老人身体健康状况

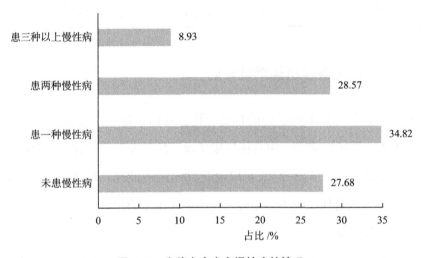

图 3-3　失能老人患有慢性病的情况

随着身体机能的不断衰退，人体许多器官开始萎缩，老年人的感知能力不断下降，智力逐渐衰退，反应迟钝，行动缓慢，身体状况越来越糟糕，老年人从不愿面对年老体弱的现实进入不得不接受照料、护理的养老困境。

（二）心理上存在孤独感

与身体机能衰退相伴随的是挥之不去的孤独感。调查中问及"是否觉得孤单"，15.18% 的失能老人回答经常感到孤单，66.96% 的失能老人回答有时会感到孤单（图 3-4）。长期的生活维持及照料占据了失能老人家庭的全部精力，失能老人为了减少对子女生活和工作的影响，与家庭成员的交流沟通越来越少，内心的苦水找不到倾诉的地方，尤其是无配偶的失能老人内心更孤独。

失能老人由于自身行动不便，人际交往受限，存在自我隔离现象。在社区居家照护的失能

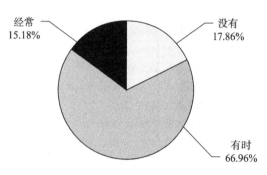

图 3-4　失能老人的孤独感情况

老人，社会交往圈子越来越小，在面对疾病和经济等困难时，无法倾诉也无人倾听，心理方面的问题较为突出；在机构照护的失能老人，因为平时的活动仅限于机构院内，生活更为单调，与子女及亲朋好友没有沟通或者沟通频率低，仅有的沟通或是家属探访，或是志愿者探访，与院外世界的距离越来越远，资讯信息的获得多通过广播电视等传统媒体，常年积攒的孤独感无法抗拒；重度失能老人若没有护理人员的帮助，连简单的翻身都无法实现，失能老人内心的孤独感难以言表。

（三）生活上面临双重困境

失能老人在日常生活中不得不面对心理和生理上无法选择的双重困境，总是处于对家人依赖和担心加重家人负担的双重纠结中。调查中失能老人的经济

来源主要有子女供养、退休金、储蓄积蓄、政府补助、种植业或养殖业收入等，占比分别为 55.36%、45.54%、31.25%、30.36%、10.71%（图 3-5）。子女供养成为失能老人主要的经济来源，说明失能老人对子女的依赖度逐渐提高。失能老人对外部世界的刺激反应迟缓，对新事物的关注度降低，对新环境的适应性较差，加上体力和精神的日益减退，逐渐疏离家人。

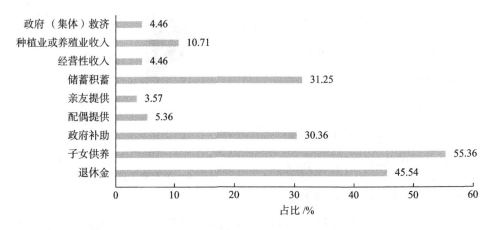

图 3-5 失能老人主要的经济来源

失能老人生活不能完全自理的状况是比较普遍的，日常生活中如进食、洗澡、穿衣、系鞋带、大小便控制、入厕、上下床、平地行走、上下楼梯等最基本的活动，总有几项不能独立完成，所以生活上对他人的依赖度越来越高。行为自主性和活动范围受到了极大的限制，不得不接受生活自理能力丧失的现实，心理、情感上都背负多重负担。

（四）认同上自我效能感持续走低

许多失能老人认为自己老了不中用了，尤其行动不便需要他人提供照顾，成为儿女的负担，自我效能感持续走低。调查中，被问及"是否觉得自己不中用了"时，81.53%的失能老人自我认同感比较低，39.64%的失能老人经常觉得自己"不中用了"，41.89%的失能老人有时觉得自己"不中用了"（图3-6）。自我效能感是班杜拉提出的指代个

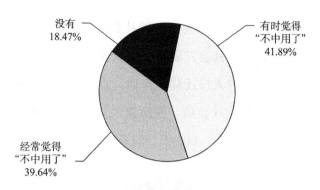

图3-6 失能老人自我认同情况

体对于自己是否有能力有效完成任务以实现目标的信念，强调的是个体对于自己能力的信念，同一个人对于不同的领域拥有不同的自我效能感。失能老人内心深处并不认同自己的失能状态，总是想不通为什么这种不幸会降临在自己头上，但又不得不面临失能的现实。

通过观察访谈发现，如今老年人的子女大多帮父母配置了智能手机、平板电脑等电子产品，一方面方便通过电话、视频联系，随时关注老人的生活；另一方面有助于老人消磨时间，抖音、快手等各类平台的内容，老人比较容易接受。但是老年人在使用这些产品时经常会遇到操作难题，这反而加深了失能老人持续走低的自我效能感。

（五）社会地位和威望逐渐降低

中国人口平均预期寿命已达到77.3岁，但北京大学的一项人口学研究显示，到2030年，我国失能人口规模将超过7700万人，失能老人将经历7.44年的失能期。❶长寿成为社会质量提升的主要表征，但是不断增长的失能人口带

---

❶ YANAN L，BINBIN S，XIAOYING Z. Trends and Challenges for Population and Health During Population Aging—China，2015—2050[J]. China CDC Weekly，2021（28）：593-598.

来的挑战也需要正视。老龄社会老龄群体的丰富知识和经验是宝贵的财富，老龄群体成为社会发展重要的资源，需要全社会正确看待老龄群体。与此同时，大规模的人口迁移、流动，直接推动并加剧了迁出地的老龄化程度，迁移成为老龄化社会的"变压器"，养老的负担随之加重，失能老人的照护压力更是格外沉重。调查中，问及"是否觉得被忽略了"时，43.22%的老人有时觉得"被忽略"了，26.96%的老人经常觉得"被忽略"（图3-7）。

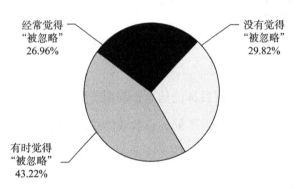

图3-7　失能老人社会地位认知情况

传统社会的老人掌握着家庭乃至社会中诸多的社会资源和权力，在"孝"文化的浸染之下，老人在社会中占据着重要的社会地位。随着现代社会的急速变迁和家庭结构、社会结构的根本性变化，老年人的社会地位也发生了根本性转变，逐渐从权力的拥有者变成依附于社会的被赡养者，丧失了以往拥有的决策权和管理权，社会地位随其价值和威望的下降而日渐削弱和降低。❶老年人的社会参与度明显降低，社会的关注度也不断降低，在社会资源的获取上存在困难。因此，需要从老年人健康促进和失能预防两方面消除人口老龄化带来的不利影响。

---

❶ 肖云. 中国失能老人长期照护服务问题研究 [M]. 北京：中国社会科学出版社，2017：76.

第四章　失能老人的照护需求与服务供给

　　失能老人由于失能程度、个人禀赋、家庭资源、行为认知等方面的差异，其照护服务需求呈现多元性、层次性和复杂性，从而使失能老人的养老意愿和照护模式选择也呈现多样性。失能老人在居家照护、生活照料、康复护理、精神慰藉、社会交往、临终关怀等方面具有广泛的需求，同时也表现出一定的城乡差异。照护需求的满足有赖于照护服务的供给，失能老人的照护服务供给与养老服务模式有着直接的关联。针对失能老人的照护服务供给可以区分为居家照护服务、社区照护服务和机构照护服务。随着失能老人的不断增长，照护服务供给也面临诸多的挑战，需要进一步促进养老方式转型，大力发展养老产业，尤其是智慧养老产业，提升社区、机构的养老服务质量。

一、失能老人的现实照护需求

（一）居家照护：失能老人的首位需求

　　居家照护主要包括日常生活照料、康复护理、身心陪伴等服务。日常生活照料主要由子女或配偶提供日常起居照料、精神慰藉等服务；康复护理则试图通过各种方式减轻和消除失能老人的功能障碍，逐步恢复失能老人身体功能；身心陪伴重在强调失能老人情感交流需要，通过家庭成员的鼓励和陪伴来实现精神的慰藉，坚定失能老人康复的信心。居家照护是失能老人最为现实的选择。

1. 照护意愿

调查中问及"最希望由谁提供服务"时，63.39%的老人希望由子女提供照护（图 4-1）。由于失能老人失能程度的差异，其对医疗护理的需求也不一样，照料需求慢慢呈现出子女、配偶、政府（含社区）三者共担的格局。调查中，48.93%的老人愿意接受医疗护理人员照护，可见，健全社会化养老服务体系、建立社区日间照料中心（日托所）、大力发展社区居家养老服务满足失能老人的照料需求，已是当务之急。

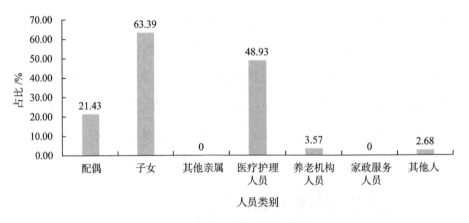

图 4-1　失能老人的照护主体意愿

失能老人对照护服务提供者的选择意愿受到个人资源情况和意志因素的影响，健康状况、婚姻状况、子女个数、家人态度、传统观念、养老服务的购买意愿和能够承担的费用等都直接影响着失能老人的养老照护主体意愿。

就是天天看媳妇子（儿媳妇）的脸色。我哪里也不去，在这个屋里我已生活了大半辈子了，死我也要死在家里。（F14：姜奶奶，75岁，20190218）

我那个儿子没白疼，人家两口子对我还是好着哩，孙子们也经常过来看望我，我哪里也不去。这又白活了这么多年，就是这几年把两口子折腾坏了，我也没办法，唉！（F20：冯奶奶，80岁，20190510）

访谈中，老人的话中自觉不自觉地都会涉及"死"字，一定程度上凸显了不愿让别人照顾却无奈的情绪。叶落归根的想法深埋于高龄失能老人的意识深处。

2. 照护地点

照护地点的选择，在一定程度上也体现了老年人期望由谁承担养老照护，如居住在自己家或者子女家，接受配偶、子女照护的可能性就较大；当家庭养老难以提供照护支持时，接受社区提供照护的可能性就增大。由于无法割舍的亲情和相对有限的经济支付能力，在家接受居家照护是失能老人的第一选择。调查中问及"最希望照护的地点和场所"，失能老人选择"在家里"的占比高达85.72%，有8.93%的选择视情况而定（图4-2）。

尽管失能老人多选择在家照护，但实际上子女或配偶难以承担照护服务的重任，家人往往缺乏医疗、康复护理的知识，并不太利于失能老人身体功能恢复。对照护地点和照护模式的选择，既受到康复护理需求的影响，也受亲情、支付能力、传统文化、养老价值观、社会舆论等的影响，这也是失能老人将居家照护作为首选的主要原因。老年人排斥机构养老，很大程度上是因为不想离开自己熟悉的居住环境，也可能是受一些负面信息的影响。

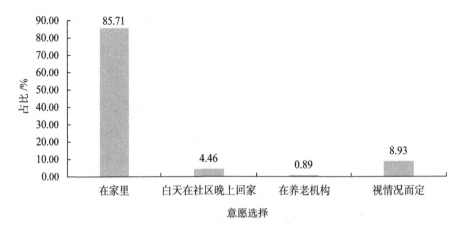

图 4-2 失能老人对照护地点、场所的需求

娃娃们都不容易，外面的费用实在太高了。我的孙子还要上学哩，家里不宽裕，我还是能省就省一点吧。我都是半截子埋进土里的人了，也没那些讲究了。我死了，娃娃们就都解脱了。（F20：冯奶奶，80 岁，20190510）

我暂时还能动一下，这个屋子我熟悉，眼睛瞎了我也能摸着想找的东西，到别处去就把我难死了。（F18：李爷爷，82 岁，20190524）

我不去养老院，那里不好，还有打人的哩，不给着吃。（F21：薛奶奶，78 岁，20190518）

相较于公开资料统计的"9073"养老服务规划，失能老人照护服务的格局是"77149"模式，即 77% 的选择居家照护服务，14% 的选择社区照护，选择机构照护的比例为 9%。❶ 很显然，居家照护在失能老人照护模式中占有十分重要的地位。城乡失能老人在养老意愿方面存在着较大差异，个体失能程度、家庭经济实力、家人行为态度、个体主观能动性、知觉行为控制等因素都会影响

---

❶ 肖云.中国失能老人长期照护服务问题研究 [M].北京：中国社会科学出版社，2017：103.

老年人的养老意愿，但是在居家照护这一点上城乡差异不明显。居住意愿是失能老人获得社会支持与养老服务的前提条件，居家养老应作为完善社会养老服务体系建设的重点，城乡失能老人的照护需要关注城乡养老资源分布和配置的差异，树立多元化养老观念，合理统筹养老资源配置。

（二）生活照料：失能老人的基础需求

生活照料是失能老人最为基础的服务需求。失能老人总是部分或完全失去生活自理能力，生活中需要他人的协助或完全依靠他人。调查中问及"对生活照料的需求"程度时，选择"非常需要"的占 37.50%，"比较需要"的占 44.64%，"完全不需要"的仅占 6.25%（图 4-3）。重庆大学与南京财经大学共同调研的数据显示，失能老人在日常生活中对他人的依赖程度为：进食占 55.8%，洗澡占 65.8%，修饰占 39.6%，穿衣占 42.5%，控制大便占 26.8%，控制小便占 23.6%，用厕占 38.6%，上下床或椅子占 41.9%，平地行走 45 米占 41.7%，上下楼梯占 73.4%。而在工具性日常活动中，失能老人对他人的依赖度更高，上街购物占 62.8%，外出活动占 72.3%，食物烹调占 89.5%，家务维持占 64.3%，洗衣服占 80.2%，使用电话的能力占 87.1%，服用药物占 83%，处理财务能力占 79.7%。❶所以生活照料是失能老人必需的最基础需求，对于高度失能老人更是如此。

生活照料服务主要包括为老人提供一日三餐或家务劳动、擦洗身体、上门维修、代买代购、陪同就诊等维护老年人基本生活各方面的内容。生活照料服务已成为社区居家养老老人最基础的养老服务需求，许多访谈对象都表现出对生活照料服务的强烈需求和对未来生活照料的担忧。T 社区的老人 L10 是一位独居老人，腿部略有残疾，对生活照料表现出很迫切的需求。

<hr />

❶ 肖云 . 中国失能老人长期照护服务问题研究 [M]. 北京：中国社会科学出版社，2017：105.

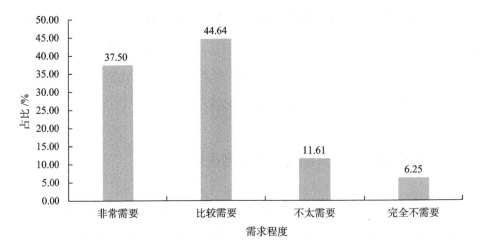

图 4-3　失能老人对生活照料的需求

　　我试着去问社区，看有没有能提供帮着做家务的，他们说社区没有，让联系家政公司。要是社区能有送餐或配餐服务就好了，但是这个小区也没有。我还有点钱，就想着能找上帮忙的。小区里的活动很丰富，但是让他们帮我们做事很难。（F10：曹爷爷，72 岁，20190518）

　　T 社区的老人 F12 多年前手术后因并发症进食一直困难，起初生活能够自理，但是后来身体越来越差，进食需要借助营养管。因儿女都在外工作，一直由配偶 F13 在身边陪伴照料。尽管身体饱受折磨，但是老人精神一直饱满。

　　我检查了一下，各项指标基本都正常，现在唯一的就是这个吃很麻烦，要是没有这个麻烦就好了。你们都要爱惜身体，我年轻的时候把身体透支了，现在碰上这么个糟心事，还得连累一大家子。老婆子伺候不动了，我就找个保姆伺候。（F12：鲁爷爷，66 岁，20190524）

　　他这么个人，把我拴得死死的，都快十年了。唉，我照顾得好

一些，娃娃们就松活一点，不然怎么办哩。（F13：平奶奶，65 岁，20190524）

失能程度不同的老人对生活照料的需求程度不同，能否自理是影响其是否需要生活照料的关键因素，身体状况直接关系老人对生活照料需求的迫切程度。半失能、失能老人均表现出对生活照料服务的需求，主要表现为每日的助餐、助行、助洁、助医等日常生活方面，但是日常生活照料的需求满足需要一定经济条件的支持。经济条件好可选择购买家政服务、入住养老院等，要是经济条件不允许就只能寄希望于公共养老服务，多数老人和家属都对社区的生活照料服务有相当大的期待。不同的居住方式也影响老人对生活照料的选择，多数与子女居住的老人习惯于"养儿防老""勤俭节约"等传统观念，认为子女或配偶的照料让人放心。多数子女不在身边的老人与老伴相互照顾，成为彼此的"老来伴"。独居老人更关注公共服务，希望从社区、政府等供给主体处获得更多的养老资源和养老照护。

（三）康复护理：失能老人的迫切需求

就失能老人而言，康复护理就是护理人员帮助失能老人进行恢复训练，以帮助失能老人恢复日常生活和活动的能力，达到生活的完全自理，进而提高生活质量。康复护理对于失能老人意义重大，是失能老人较为特别又迫切的需要。调查显示，失能老人对康复护理非常需要的占 17.86%，比较需要的占 42.86%（图 4-4），尤其是高龄失能老人的需求比低龄老人的需求高出十几个百分点。

康复护理与上门看病、身体保健等一起成为医疗服务的重要内容，这些都直接关系老年人的身体健康和康复。随着老年人身体健康状况下降和体力心力的衰退，对于康复护理等医疗服务的需求持续增加，而社区医疗资源的匮乏和医疗服务点的距离，直接影响失能老人的康复需求的实现和就医效果。

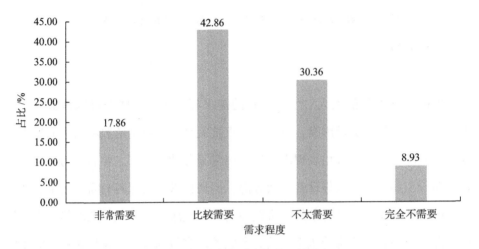

图 4-4　失能老人对康复护理的需求

我们这个社区周边没有门诊，每次都得到比较远的地方去。对我们来说就医是比较急迫的需求，好多老年人都有慢性病，需要及时方便地就医，要是能配套建设一个社区卫生服务中心也行。（F24：T社区居委会工作人员，41 岁，20190524）

他这个毛病我没办法帮他，需要到医院专门去做康复，可是太远了我也没法送他过去，只能改天孩子有时间了再送过去。他也不主动、不积极，我麻烦得很。（F22：王××，50 岁，20190620）

当患有慢性病的老年人出现身体不适时，需要及时就医，如果老人未能及时就近获得医疗救治，或者看病时缺少陪同的人，无疑增加了老人失能的风险。失能老人的康复护理主要是运用医疗、康复手段进行长期适当的功能性恢复训练，帮助失能老人尽可能恢复身体机能，这既考验失能老人的信心和意志力，也考验着照顾者的耐心和毅力。

（四）精神慰藉：失能老人的深度需求

失能老人往往对突如其来的疾病或变故导致的生活自理能力丧失缺乏足够的心理准备，长时间内很难接受这一现实，容易产生自卑感及焦躁不安的情绪，脾气也易变得怪异。调查显示，65%左右的老人有时会觉得孤单、心里难过、心情总是不好，50%左右的老人有时感觉睡眠不好、不想吃东西，觉得自己没事可做、没人陪伴（表4-1），精神层面承受着孤独、无望、无力感、无用感甚至抑郁带来的绝望感等。若是康复成效甚微，这种变故就转化为毁灭性的打击。

表4-1　失能老人的情绪状况

情绪状况	没有（人数/占比）	有时（人数/占比）	经常（人数/占比）
心情总是不好	13/11.61%	73/65.18%	26/23.21%
觉得孤单	20/17.86%	73/65.18%	19/16.96%
觉得心里难过	29/25.83%	72/64.17%	11/10.00%
觉得日子过得很不错	34/30.36%	61/54.46%	17/15.18%
觉得不想吃东西	51/45.54%	53/47.32%	8/7.14%
觉得自己没事可做	40/33.33%	55/45.83%	25/20.83%
觉得生活很有乐趣	28/25.00%	61/54.46%	23/20.54%
觉得自己没人陪伴	38/33.93%	53/47.32%	21/18.75%
睡眠不好	26/23.21%	59/52.68%	27/24.11%

精神慰藉主要指的是在精神层面给予安慰，心理上给予关注，思想上给予鼓励，通过外界的支持，建立生活的信心，达到生活中心理健康、精神愉悦状态。失能老人精神上所受的折磨、煎熬与病痛带来的折磨几乎是同等的，甚至更高。调查显示，失能老人对精神慰藉非常需要的占28.33%，比较需要的占52.5%，失能老人对精神慰藉的需求比康复护理的需求高出近十个百分点（图4-5）。

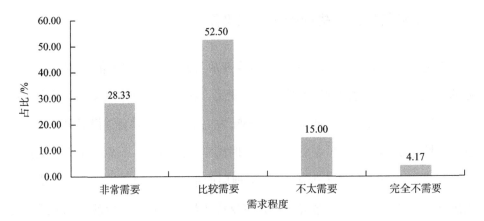

图 4-5　失能老人对精神慰藉的需求

精神需求是指人们对情绪的满足、自我的实现及精神文化活动方面的需要。失能老人所需服务项目的调查显示，需要陪伴聊天的比例高达89.17%，亲人探望的占比是70.83%，精神疏通的占比是55.83%（图4-6），由此可见，失能老人在精神慰藉方面的需求非常强烈。按照马斯洛五层次需求理论，生活照料、康复护理等属于生存、安全的需要，而亲人探望、精神疏通、心理保健等

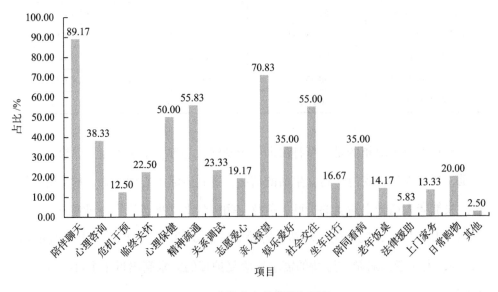

图 4-6　失能老人所需服务项目

属于归属需要、自尊需要和自我实现等。精神慰藉可以帮助其融入家庭、社会，提高自我认同度。

但是对于失能老人来说，精神慰藉往往是比较奢侈的一种需求。由于条件的限制，可能像"下楼"这样非常简单的需求都变成了很难实现的愿望。

> 以前腿脚好，我就跟着邻居一起从楼梯下去，现在腿脚不行了，邻居也经常不在家，我几乎很少下去，每天只能呆呆地坐在家里，像个木头人一样。我很想到楼下去看看。（F21：薛奶奶，78岁，20190518）

当前，不少社区都为失能老人开展了一些精神慰藉方面的服务，如日常走访、节日慰问、志愿活动等，重点面向独居、空巢、残疾、经济收入低的老人。社区和居民还自发组织了许多文化娱乐活动，使老人精神方面的需求得到了一定程度的满足。调查发现，T社区安排了残疾人阳光家园手工项目，不少轻度失能老人都能参与，提升了失能老人的自信心。

> 他们以前总认为自己是家庭的负担，不愿意与人打交道。自从来到这里后，学会了一些手工技能，人也变得开朗了。他们都做得很努力，做的手工卖成钱后，都非常开心，慢慢也自信了一点。（F24：T社区居委会工作人员，41岁，20190524）

这种社会参与最大限度地满足了失能老人的精神需求，使其意识到个人的自身价值，重塑了他们的社会角色和家庭角色。

（五）社会交往：失能老人的普遍需求

社会交往是失能老人的普遍需求，是人们日常生活中的普遍行为和基本生活方式，是一定社会条件下人与人之间进行物质精神交流的社会活动。社会交往既有利于身体健康，也有助于化解心理矛盾，排解不良情绪。交往的范围有大有小，小到与配偶、子女和其他家庭成员之间的交往，大到与同事、朋友及邻居等社会成员之间的交往。失能老人与外界的接触比较少，社会交往的范围逐渐缩小，有的甚至与家庭成员的交往也越来越难。调查显示，失能老人对社会交往表示"非常需要"的占 25.00%，"比较需要"的占 45.00%（图 4-7）。尽管对社会交往的需求程度低于生活照料和精神慰藉，但是失能老人对社会交往的需求还是较为普遍，失能老人所需服务项目的调查中需要社会交往服务的比例达到 55.00%，排在第 4 位（图 4-6）。

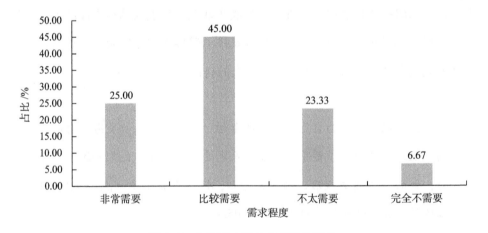

图 4-7 失能老人对社会交往的需求

多数失能老人性格开朗，愿意与人交往，但是当行动受限不能与他人交往时，就特别需要社会交往服务的支持。有的老人长期承受着家庭照顾的心理压力，希望有一个宣泄情绪的出口；有的老人常年足不出户，基本丧失了与人交往的热情和动力。

好久不出去接触了，好像没有我这个人存在似的，都没有邻居靠近我。这边的都上班去，上面（楼上）也都是老人，我叫人家都不来的，不知道叫谁，要靠自己啊，要是跌倒磕到头就麻烦了。（F15：李奶奶，75岁，20190518）

T社区的一位老人之前一直在外面做生意，交往圈子比较广，自从失能后来往的人慢慢变少了，久而久之自己也不太愿意与人交往。

我那些年也活（交往）了些人，人可不就活着个面面子。现在我人也不成了，也没人来了，来了我也破烦（心烦）得很。（F12：鲁爷爷，66岁，20190524）

（六）临终关怀：失能老人的潜在需求

死亡在某种程度上是中国人日常生活中的禁忌话题，尤其是在老人身边不宜谈论，失能老人更是如此，谈及死亡容易出现悲观、恐惧、消极、无奈等负面情绪。随着现代社会的变迁，人们对死亡的认识发生了很大的变化，出现了专门的正规的临终关怀机构。临终关怀很大程度上改变了人们对死亡的态度。临终关怀服务主要是为即将离世的老人提供心理抚慰，使他们消除对死亡的恐惧，安详且有尊严地离世。调查显示，38.33%的失能老人非常需要临终关怀，16.67%的失能老人比较需要临终关怀（图4-8）。

现代社会发展节奏快，子女或因为在外地工作或因为工作繁忙，对老人的照顾普遍较少，一般情况下是老人独自或与老伴一起面对生命的最后一程。临终关怀服务是失能老人较为迫切的潜在需求。

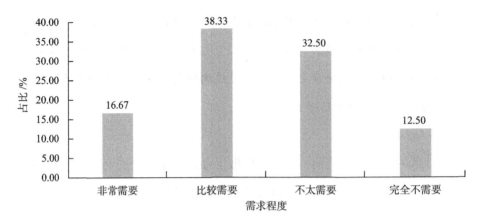

图4-8 失能老人对临终关怀的需求

（寿衣）我早都准备好了，没让他（老伴）知道，他那年病得厉害，我就赶紧准备好了，以防万一临了了都手忙脚乱，娃娃们都不在跟前又不懂这些。这么多年了，总有那么一天，只要我还好好活着，我就好好地把他陪完。到时候我咋办哩，我也不知道。（F13：平奶奶，65岁，20190524）

我四个孩子哩，指望不上这个就指望那个，总得有个管我的吧。目前还行哩，谁能顾上谁就过来弄点东西。（F21：薛奶奶，78岁，20190518）

等到啥时候，等到油尽灯枯，唉……（F15：李奶奶，75岁，20190518）

临终关怀既是关怀离世者，也是关怀照顾者和亲友。社会需要进行临终关怀服务的宣传，提升失能老人人生最后阶段的生命质量。

二、失能老人的照护服务供给

失能老人的照护服务供给与养老服务模式或养老服务方式有着直接的关

联。养老服务模式强调的是对养老问题的总体认知，是对养老传统和养老内在规定性的整体理解和把握；养老方式是解决养老现实问题的具体行为或行动。一般意义上的养老模式主要有居家养老、社区养老和机构养老。养老服务主要指的是针对一般老年人的服务，针对失能老人的养老服务一般称为"照护服务"。从服务供给的角度出发，与三种养老服务模式相对应，针对失能老人的照护服务可以区分为居家照护服务、社区照护服务和机构照护服务。

（一）不同养老服务模式的比较

老年人日益增长的服务需求和相对不足的医养资源之间的矛盾越来越突出，传统家庭照护的功能随着现代化的进程不断弱化，导致需求最强烈的失能老人的养老服务需求越来越难以满足，这说明从"碎片化"的养老模式加快转型到"整合型"的养老模式刻不容缓。国外大多数 OECD 国家为应对失能老人的照护问题建立了长期照料服务体系及不同的养老模式（表4-2）。以英国为代表的社区养老主要表现在由社区照顾、对社区照顾和在社区照顾的养老服务模式，内容极其丰富，包括生活照料、物质支援、心理支持与健康保障、精神慰藉等多方面内容，实行福利型养老保险，覆盖全体国民。美国的老年人多依靠养老金度过晚年生活，一般在家中独自居住或者在机构养老。居家与社区长期照护服务机构为生活活动受限的老人提供协助服务，通过积极研发老年人健康物联网应对养老难题。韩国建立了家庭照护模式，日本则建立了"家庭—社区"模式和以"年金—医疗—护理"为核心的养老服务体系。

随着中国补缺型福利模式逐步向普惠型福利模式的转变，养老服务事业和养老服务体系都得到了长足的发展，逐步建立起了多层次的社会化养老服务体系，管理模式也得到了不断创新，各地区积极开展"医养结合"、长期护理和社区居家养老的探索，相继建立了特色模式（表4-3）。

表4-2　国外典型养老服务模式比较

典型养老模式	代表国家及特点	养老保险制度 长期护理保险制度	理论基础
社区养老 （英国）	购买式社区照护服务模式；官办民助；提供医护、康复、家政照料、精神慰藉和临终关怀等内容	国家福利模式：实行福利型养老保险，覆盖全体国民	新自由主义 新管理主义 福利多元主义
机构养老 （美国）	独立养老模式；私办私营；护理院和照护社区提供机构照护服务、居家与社区长期照护服务机构为生活活动受限的老人提供个人协助服务	选择性覆盖部分社会成员，商业保险模式；三大支柱支撑的养老保险：联邦社保基金、雇主养老保险和个人储蓄养老保险	独立主义 福利多元主义
家庭养老 （韩国、日本）	韩国家庭照护模式；日本"家庭—社区"模式和"年金—医疗—护理"为核心的养老服务体系	公共强制性长期护理保险；筹资方式：强制缴费；筹资渠道：雇主、个人缴费、政府	福利多元主义 血亲价值论

表4-3　国内特色养老服务模式比较

国内养老模式	典型地区及特点	长期护理保险制度	理论
上海模式	政府主导，中介组织，实体服务；居家养老服务、社区养老服务、机构特护服务和社会助老服务的医养护一体化养老模式；"时间银行"养老社区试点	筹资方式：社会互助共济；筹资渠道：职工、企业与个人；缴费：个人缴费＋财政补助	社会嵌入理论；福利多元主义；社会交换理论
青岛模式	政府主办、层级联动；首创社区互助养老模式；提供家护服务、院护服务、专护服务和巡护服务	特点：率先实施，依附型；筹资形式：调节基本医疗保险统筹金和个人账户结构；筹资渠道：医疗保险基金	同上
南京模式	政府主导、民间运作；率先创建居家养老服务网；由政府牵头，社区和家政公司合作为老人提供生活照料、康复护理、居家安防、精神关爱等服务	正在探索	同上

居家养老服务模式成为养老服务模式创新的优先选择，其以家庭为核心，依托政府和社会力量，让被照顾的老年人在家中享受到来自社区提供的专业化

服务,"医养护一体化"养老模式成为社会化养老服务的必然趋势。随着老年人慢性病、残疾、功能障碍等的不断增加,为失能老人建立全面的长期照护保险制度成为迫切需要。长期照护保险制度的探索是健全失能老人照护服务体系的有效路径。

在养老服务走向智能化、智慧化的今天,中国养老模式创新的核心在于实现医疗、养老、康护等与互联网资源的有效衔接,充分发挥家政服务、家庭病床等对养老的支撑作用,实现养老机构服务与社区养老及居家养老的融合发展。在探索失能老人养老模式的过程中,应重点发展社区居家养老,整合医、养、护、家、智等资源,推进建立健全长期护理保险制度,带动养老服务内容的多样化与智能化供给。

(二)居家照护服务供给

居家养老服务模式一直备受社会各界的关注,既有中国传统养老观念的影响,也是社会养老趋势使然。居家养老不同于传统的家庭养老,家庭养老的主体是家庭成员,是基于传统伦理的赡养义务对父辈养老责任的承担,对应的是社会养老的概念,体现的是养老责任在家庭内的代代相传;而居家养老强调借助社会的力量来解决养老问题,而不是单纯地依靠家庭成员对于老人经济上的供养。

相对于传统的家庭照护主要由家庭成员照顾失能老人,居家照护服务模式以社区为依托,充分发挥政府和社会力量的作用为居家的失能老人提供日常生活照料、护理保健康复、精神抚慰关怀等方面的服务。居家照护服务的主要对象是中度失能老人和轻度失能老人,也包括部分愿意居家照护的重度失能老人。失能老人居住家中,照护服务供给的主体除了家庭成员外,还有社区、志愿者及其他社会组织。照护服务供给的内容既包括生活照护、康复护理、紧急救援等物质层面的照顾，也包括精神慰藉、社会交往、临终关怀等精神层面的关爱服务。照护服务供给的形式可以是有偿的，也可以是无偿的或者是低偿的。居家照护服务具有社会化的特征，是家庭照护服务一定程度上向社区的延伸和拓展。

居家照护服务的最大优势是保障了家庭照护对失能老人所具有的不可替代的基础性作用，是反哺模式基础上的服务增进。然而，家庭成员在失能老人照护服务供给中依然是第一责任人，是为失能老人提供照护服务的基础，在改善老年人心理健康、节约社会长期照护服务资源等方面具有不可替代的独特服务优势。

（三）社区照护服务供给

社区是家庭养老和机构养老的最佳结合点。面对老年群体日益增大的服务需求，社区中的各种正式和非正式组织、社区志愿服务团体以及社区成员积极参与到社区老年人的照顾中来，通过各方养老资源整合，为本社区有需要的老年人提供生活照料、健康保健、上门服务等。

社区照护服务供给就是以社区为依托，通过政府扶持，社会多主体参与，由社区组织各方力量向主要居住在家中或社区养老场所的社区失能老人提供生活照护、精神慰藉、心理咨询、医疗保健、护理康复、社会交往、紧急救援等服务。社区照护服务的对象主要是白天住在日间照料中心或社区养老机构的轻度或中度失能老人，也包括部分重度失能老人。社区照护的服务主要由社区组织、志愿服务组织、医疗服务组织及其他自愿为老年人服务的人员来提供。

社区照护服务的内容限于社区内，如社区的日间照料中心，社区的照护服务机构，社区送餐、及时送医、家政服务等。照护责任主体主要由社区承担，照护形式主要是各类照护类服务项目，采取有偿、低偿和无偿服务相结合的方式。社区照护服务是介于居家照护与机构照护之间的社会化养老服务，拓展和延伸了居家养老和机构养老的优势。在老龄化加速发展、失能老人剧增、家庭照料功能弱化的情境下，多数失能老人更愿意选择社区居家照护服务，这是居家照护服务和社区照护服务融合发展的必然趋势。同时，社区照护服务的需求对社区护理条件的成熟度和社区护理的专业化程度都提出了更高的要求。

（四）机构照护服务供给

机构养老是一种养老服务社会化程度最高的养老模式，主要由国家、社会组织和个人通过成立养老机构为老年人提供养护、康复、托管等服务。机构养老意味着老年人彻底离开了自己的家庭环境，居住在养老机构，由专业的机构服务人员为其提供各类服务，包括医疗、康复、护理、保健、餐饮、设施及专业服务等，体现的是为老服务的专业化特征。尽管近些年养老机构的快速发展为机构照护服务供给提供了有力的保障（图4-9），但是相较于失能、半失能老人日趋增长的需求，养老机构数量的增加和发展质量的提升依然任重道远。

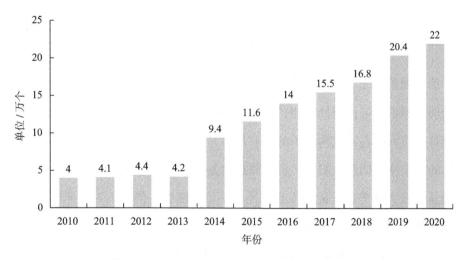

图4-9　2010—2020年中国养老服务机构数量

机构照护服务供给的主要对象有家境困难的残障老人、应由社会供养的孤寡老人、自愿入住的健康老人和失能老人等，一般由老人及其家庭出资获得照护服务，"五保"和"三无"失能老人的照护由政府出资，养老机构安排专职照护人员、医护人员等对入住的老人进行专业化照护服务。养老机构基本是市场化运作或者半市场化运作。机构照护适合重度失能老人及家庭经济条件较好的情况。基于服务供给的视角，居家照护、社区照护、机构照护各自的优势和不足如表4-4所示。

表4-4　失能老人不同照护服务比较

照护方式	优点	缺点	适宜人群
居家照护	环境熟悉	低标准	家庭有居住场所
	亲情慰藉	非专业	家庭有照护人员
	费用最少	子女照顾存在困难	—
社区照护	环境比较熟悉	社区需要有一定经济实力	缺乏照护人员
	离子女近	需要规范的组织、设施和配套服务	社区服务和组织较发达
	费用较少	—	有一定收入和支付能力
机构照护	设施科学合理	环境不熟悉	身边缺乏照护人员
	照护标准较高	人际关系陌生	老人呈外向型性格
	照护专业性强	费用很高	有较高收入和支付能力

　　居家照护主要是针对健康或轻微失能老人，在社会服务和社区服务支持下的居家照护服务；而社区照护主要针对部分失能老人，照护服务的重点放在老年日间照料中心；机构照护的重点是为完全失能的老人提供"全天候、全方位"的专业性长期照护服务。机构照护在为失能老人提供专业照料和护理服务方面具有较大优势。失能老人自理能力不足，随着失能老人对专业医疗康复、慢性疾病诊疗及护理需求的日益增加，家庭显然无法满足失能老人的养老需要，机构照护有利于满足失能老人"在地老化"的愿望。

照护服务供给从服务形式上可分为非正式服务供给和正式服务供给。所谓非正式服务供给指的是主要由子女、亲属等相关人员为失能老人提供日常生活照料服务，而正式服务供给主要是指以市场为核心的养老服务机构提供的服务，或者是依托社区由专门护理人员提供的专业化服务，既包括生活照料、家务日常等基础性服务，也包括生活护理、身心保健、康复训练等支持性服务，还包括社区嵌入式失能长期照护、短期托护、上门服务的失能老人照护。❶ 失能、半失能老人是养老服务优先供给的主要对象，失能老人的服务供给应积极探索以"居家为基础、社区为依托、机构为补充、医养护相结合"的照护服务供给体系。

❶　丁奕宁. 失能老人长期照护服务供给体系问题及对策研究 [D]. 石家庄：河北师范大学，2020.

第五章　失能老人养老的现实挑战

失能老人的多元化需求与有限的服务供给之间的结构性矛盾形成了养老的现实挑战。失能老人的养老存在着专业服务供给不足、服务主体互动不足、政策落地不到位、服务成效不满意等问题和难点，"老有所护"依然任重道远。失能老人的养老需要打通痛点、堵点，变革传统养老方式，才能实现养老治理的转型，重建失能老人的社会支持网络，真正走出养老之"痛"。

一、失能老人养老之"重"

现实中的养老往往面对的是"一人失能，全家失衡"，失能老人的养老不得不面对照料窘境、情绪调适、成本负担等现实问题。这些沉重的担子不仅压在失能老人身上，更是压在失能老人家庭和照顾者的肩上。

（一）照料之重：走不出的家庭照料窘境

在对 510 位老人的调查中，针对夫妻护理、子女照顾、邻里帮助、义工照料、保姆照顾、养老机构专业护理、医疗机构专业护理七项护理方式的选项，选择人数最多的是由子女照顾，其次为夫妻护理、邻里帮助，这三项的选择超过了 60%；而选择养老机构的专业护理、医疗机构的专业护理的人数占比还不足 10%，选择义工照料和保姆照顾的人数则更少（图 5-1）。

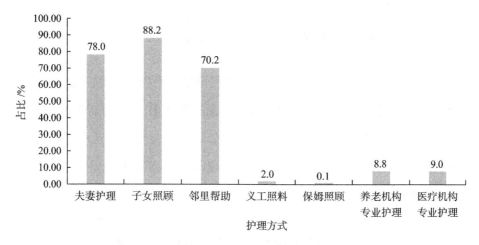

图 5-1　老年群体对不同照护方式的选择情况

而失能老人在照料护理选择中，100% 的选择夫妻护理和子女照顾，无人选择其他方式。Y 社区失能老人绝大部分都是企业退休人员，几乎都有养老金或者福利金，即使这样，长期照护的经济负担同样是家庭照料的不堪之重。

> 养儿为防老，儿子、儿媳都通情达理，我平时的日常起居都照顾得比较好，当然偶尔会抱怨一下，但不会影响对我的照顾。就只有一个问题不好解决，因为我有糖尿病，要经常注射药物（胰岛素），他们两口子都是工人，家庭收入本来就不高，还要解决我的治疗费用。我就在想如果我没有这些病，他们的生活肯定比现在更好。（F1：吴爷爷，男，72 岁，20180522）

尽管在家庭照料中能够得到基本的经济支持，但是家人为失能老人长期照护所付出的时间和精力都有限，家庭为失能老人提供的照护服务存在不能满足失能老人所有需求的问题，多数照护只是日常的做饭、洗漱等日常照料。

（二）情绪之重：老化进程中的情绪调适

失能老人的情绪主要表现为心境不佳和情绪的不稳定，他们敏感、脆弱、易怒、焦躁或者抑郁，家人照护时需多注意。调研中，在"您的不良情绪在多大程度上影响了您和您的家人、亲友、邻居的正常交往"这个问题上，有71.0%的老人选择了有一点影响，完全没有影响和中等影响的分别占26.5%和2.5%（表5-1）。

表 5-1　失能老人群体不良情绪对社会交往的影响

影响情况	人数	占比 /%
完全没有	135	26.5
有一点影响	362	71.0
中等影响	13	2.5
合计	510	100.0

因身体状况或不良情绪影响失能老人日常社会交往的情况比较普遍，需要特别关注。对失能老人进行心理健康、社会人际交往方面的教育宣传和服务活动，可以提供真正符合他们需求的社会服务和学习规划，提升失能老年人群体的心理韧性，帮助他们建立积极乐观面对问题的态度，从而有助于社区老龄化工作的开展和推动。

（三）负担之重：难以承受的经济和时间成本

失能老人的护理周期长、康复慢，各方面照护成本非常高。调查显示，

112 位受访失能老人中，认为自己经济情况"比较宽裕"的占 19.17%，认为"基本够用"的高达 64.17%，11.67% 的老人认为经济"比较困难"（图 5-2）。"基本够用"的经济情况根本无法负担失能之"重"，即使经济情况相对比较宽裕，受访者也认为不堪重负。

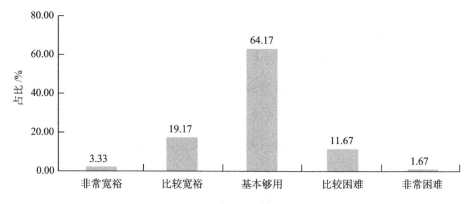

图 5-2　失能老人的经济情况自我评价

与负担不起的经济成本相比，时间成本更难以承受。社会流动的加速化、家庭结构的小型化、社会关系的陌生化、生活质量的内卷化等种种难题摆在失能老人及其家人面前。

> 这十年我啥也没干，天天围着他转，人家经常心情不好还要骂我，我不照看谁照看？娃子们都要上班，还要管小的，就我一个老婆子照看他一个老头子，再搭上多少人都不够，有多少人就会耗多少人。我自己也经常不舒服，一到夏天我就头疼得受不了，天气暖和人家的状态还好点，一到天冷了精神就不行了，我害怕得很。娃娃们都在外地工作，这一年一年的我就像数着过的。以前还有点积蓄，这看病没连累娃娃们，不然日子就没法过了。（F13：平奶奶，65 岁，20190524）

家庭成员无疑是持续照护服务的供给主体，因此需要健全家庭养老支持政策，为家庭成员照料老年人提供帮助，为家庭照护者提供"喘息服务"和"照护者支持服务"。

> 我们也没办法，感觉亏欠老人很多。在外面工作十好几年了，以前没觉得离家远有什么问题，交通很方便，高铁速度很快，平时视频里都能相互看见，现在看着老人一天天老去，心里实在过意不去，但又能怎么样呢？即使请假照顾我也只能一个星期、十几天，不可能太长时间。孩子上学也得天天管，真正的"上有老下有小"，我也是疲于奔命。这几年最多暑假一趟寒假一趟，每趟也就十多天，实在没办法只能请保姆或者护工，工作还得干，不然……又能怎么样呢？（F14：平奶奶之女，40 岁，20190524）

从访谈可以看出，照顾者视角的子女一边是亏欠，一边是无奈。子女们的亏欠在于对失能老人和照顾者的双重亏欠，即对于失能老人没有尽到照顾尽孝的义务，对照顾者没有尽到提供替换、喘息的机会。

二、失能老人养老之"难"

随着社会化养老服务体系的逐步建立健全，失能老人的养老照护服务也有了一定程度的发展，但是全社会防范老年失能的风险意识依然淡薄，长期照料服务设施和机构严重滞后，长期照护制度性保障缺乏，失能老人养老难问题依然突出。

（一）专业服务供给不足

在失能老人服务方面，社区、机构寻找和利用社会资源的能力明显不足，不能有效地满足失能老人的各类需求。供给不足首先表现在能够为失能老人提供服务的养老机构少。以 B 市为例，政府网站 2020 年公布了联系方式的各类养老机构共有 63 家，比 2014 年增加了 33 家，其中民办养老机构 43 家（表5-2），但各旗县区的养老机构分布极不均衡，机构总量的增长依然无法满足失能老人的养老照护需求。再以规模较大的 HD 养老服务有限公司为例，其辖有老年公寓、老年托养服务中心、老年综合养护院、老年生态颐养园、养护服务中心五家养老连锁服务机构，秉持"替儿女尽孝，让老人幸福""想老人所想，急老人所需"的服务宗旨，旨在打造养老特色品牌服务，但是机构多分布在远离老社区的地方，针对失能老人的服务更是屈指可数。

表 5-2 B 市养老服务机构分布情况

类型	分布区域	数量/家	类型	分布区域	数量/家
福利院	青山区	1	民办养老机构	昆区	13
	固阳县	1		青山区	4
福利中心	九原区	1		东河区	14
	土右旗	1		九原区	4
	达茂旗	1		石拐区	1
敬老院	土右旗	6		白云区	1
	达茂旗	3		固阳县	3
	固阳县	4		高新区	3
健康养老产业园	白云区	1			
养护院	青山区	1	总计		63

（二）服务主体互动不足

社区、家庭、机构等主体之间互联、互补、互动不足。社区居家养老服务的开展相当有限，社区养老服务中心与养老机构、医疗机构之间缺乏有效的联动机制。从事公益活动的志愿者队伍、老年服务组织及失能老人的朋友和邻居等没有被充分动员来帮助失能老人，养老资源不能在提供服务的主体之间流动，致使现有的和潜在的照护资源无法充分利用，难以形成整合优势和以最低的成本为失能老人提供优质服务的良性循环。

Y社区在开展社区养老这一块基本处于空白。首先，没有资金支持什么事都举步维艰。再者，我们没有专业的知识作支撑，我们社区居委会的工作人员都没有社工专业背景。我们社区老人众多，失能老人也不少，只要对与家庭照顾相结合的社区养老稍加宣传，自然是很受欢迎的，但缺少专业人才，缺乏资金支持，即使社区养老的需求再大，我们也无法开展。（F2：郭某，女，43岁，Y社区居民委员会主任，20180522）

（三）政策落地不到位

近年来，各级政府出台了不少针对失能老人的政策，推出了一些代表性项目，但由于失能老人服务项目的投入大、收效慢，所以针对失能老人服务项目的覆盖面和开展项目的数量都非常有限，这制约了社会组织、企业介入失能老人养老服务的发展。尽管各级政府制定了针对失能老人服务的养老机构用水、用电、用地、税收等方面的优惠政策，但是在实际操作层面，真正享受到这些优惠政策的社会养老机构少之又少。即使在公办的养老机构里，养老照护条件与服务品质，也不能满足大部分失能老人的日常服务需求。此外，由于针对失能老人护理补贴标准模糊、权益保护的监督保障机制不完善，失能老人获得稳定、有效照护服务的权益往往得不到保障。截至 2017 年年底，全国约 20 个省（自治区、直辖市）先后颁布了失能老人护理补贴政策，但是 18 个省（自治区、直辖市）的护理补贴都没能实现失能老人全覆盖，覆盖群体的不完全客观上剥夺了部分失能老人的权益。❶

（四）服务成效不满意

赡养老人是传统观念中子女义不容辞的责任，失能老人居家接受的主要是家庭照料，这种照料只能称为照顾或者赡养，谈不上专业服务。一般来说，大多机构在重要节日会对失能老人开展送温暖送服务的活动，但在日常生活中，由于高质量、专业性医护人才存在缺口，医护比例失衡导致失能老人对专业服务的满意度较低。社区层面对失能老人的服务基本只考虑群体整体性需求，无法兼顾个体特殊化的要求，由于种种条件的限制，社区的失能老人同样不能享受上门巡诊、家庭病床、社区护理、定期体检等一般性服务。近年来，由于社会工作的介入，社会工作者将失能老人及其生活环境中的优势和资源作为老年社会工作过程中的重点和焦点，一定程度上弥补了失能老人照护的不足，但是专业社工人才的缺乏同样未能有效地解决个体预期与社会养老供给产生的偏差与冲突。社会志愿者的加入，壮大了照护主体，但是由于志愿服务内容单一、志愿者临床照护经验的缺乏，在内容和实质上都未能有效解决失能老人照护满意度的问题。❷

❶ 陆杰华，沙迪.老龄化背景下失能老人照护政策的探索实践与改革方略 [J].中国特色社会主义研究，2018（2）：52-58.

❷ 许晓芸.老化与照护：失能老人的长照困境与社会工作服务——基于 B 市 Y 社区的调查 [J].社会工作，2019（1）：81-90，111-112.

三、失能老人养老之"痛"

失能老人的养老需要打通痛点、堵点，变革传统养老方式，才能实现养老治理的转型，重建失能老人的社会支持网络。

（一）不能自理的长照困境

在老年人对自己身体健康状况的自我评估中，受访的 510 位老年人中有 48.6% 的老年人认为自己身体状况良好，42.7% 的老年人认为一般，有 7.3% 和 1.4% 的老年人认为差和极差。在生活自理能力的调查中，根据吃饭、穿衣、上厕所、室内走动、洗澡、上下床 6 项指标，将自理能力区分为自理、部分自理和不能自理三类，调查呈现的分布比例与健康状况自评具有紧密的关联性，占比分别为 87.3%、9.2% 和 3.5%（表 5-3）。部分自理和不能自理的 60 多位老人中，多数患有严重的脑溢血和风湿性关节炎，其日常起居生活多数需要伴侣或子女陪护。

表 5-3　老年群体自理能力情况

自理能力水平	人数	占比 /%
自理	445	87.3
部分自理	47	9.2
不能自理	18	3.5
合计	510	100.0

针对失能老人这一特殊群体的主要服务有日常照顾和疾病治疗，其照顾和服务支出成为家庭的巨大负担。由于相关支持政策的迟滞，失能老人家人深受工作、家庭冲突的压力。❶调查显示，112 位失能老人每月能够承担的长期照

---

❶ 刘叶，张芸芸.家庭亲善政策：社会政策的新动向 [J].社会工作，2018（2）：97-102，112.

护服务费用 1000 元以下者占 46.67%，1000 元~1999 元者占 40.83%，2000 元及以上者仅占 12.5%（图 5-3）。拥有退休金或有一定积蓄的失能老人尚且能承担照护费用，但多数失能老人都依靠家庭供养，子女经济压力巨大，不堪重负。随着社会消费水平的不断增长，失能老人的服务成本逐渐增加。面对不断增长的服务费用，失能老人自身及其家庭的经济负担不断加大。

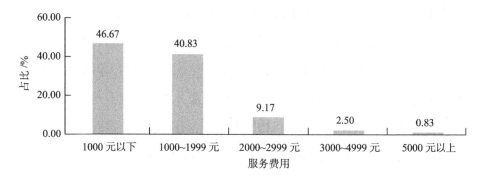

图 5-3　失能老人每月能够承担的长期照护服务费用及占比

（二）传统养老方式的隐痛

面对失能老人自我照顾能力不足、家庭照护功能弱化、家庭照顾压力大、养老机构床位配比不够、社区服务水平有限、专业护理人员短缺等困境（表 5-4），从个人到社会亟须转变养老观念、变革传统养老方式，以更好地适应家庭结构变化和养老发展需求。

表 5-4　传统养老方式的痛点分析

模式	痛点分析
居家养老	居家老人群体规模大、监测难；居家养老服务供给存在非专业性、非体系性问题
社区养老	前期投入和运营成本高；照护价格高，老人负担重；医疗资源短缺且整合难
机构养老	专业护理人才不足；服务质量参差不齐；服务设施有待改善

传统的居家养老群体数量多、规模大，部分居家接受专业护理的失能老

人，也觉得照护效果不理想，认为养老护理员的专业化水平有待提高。居家养老服务涉及方方面面，但现实中基本上只能"头痛医头、脚痛医脚"，相对于失能老人的全方位需求，居家养老服务处于碎片化、边缘化状态。

社区养老需要前期的大量投资，由于养老社区投资规模大、回报周期长、资金流动性弱，因此需要长期稳定的政策和资本支持。此外，失能老人大多生活在老旧小区，面临社区养老的适老化改造和医疗资源的再整合难题。

机构养老是社会化养老的有效手段，但是也面临专业护理人才不足、服务质量参差不齐等问题。近年来，养老机构和床位数迅速增多，但是地区分布存在较大差异，管理和服务标准不够统一，管理服务水平参差不齐，机构养老服务迈向标准化的需求日益迫切。机构服务设施也有待改善，多数新建养老服务机构选址远离市区，生活不够便利，老人们住得起但不愿去。

（三）失能老人社会支持的断裂

特定的价值模式在最为根本的层次上影响家庭内部的资源配置和权力关系，具体而言，它不仅影响资源配置方式和权力互动模式，而且具有固化和确认的效应 ❶，从而使老人因为失能丧失对生活过程和行动逻辑的反思性。

家庭发展是家庭再生产模式的核心目标，但面对今天发展主义的价值取向，父辈人生任务的绵延与拓展并不能完全换取子辈及时、有效的回馈。在尚有劳动能力之时，暂时的价值满足感维系了良好的家庭关系，而随着劳动能力的丧失乃至失能不能"自养"，加之因"沉重的肉身"带来的挥之不去的深深内疚感，老年人的生活蒙上了一层厚厚的"废弃的生命"阴影，❷ 失能导致的

❶ 李永萍. 老年人危机与家庭秩序：家庭转型中的资源、政治与伦理 [M]. 北京：社会科学文献出版社，2018：223.

❷ 李永萍. 老年人危机与家庭秩序：家庭转型中的资源、政治与伦理 [M]. 北京：社会科学文献出版社，2018：224-226.

"家庭残缺"带来了"自我的孤立"，只有"老伴"才能带来微妙的情感支持，而其他的社会支持基本断裂。

> 好几年前重阳节的时候社区的干部带着几个大学生志愿者来过一会，还拿了东西，他们还帮我梳头发了。现在这对门住的谁，我也不知道。（F11：柴奶奶，女，80岁，20180304）

随着身体机能的退化及疾病风险的增加，失能老人不仅不能为家庭创造财富，而且持续消耗家庭的内部给养，失能老人逐渐成为家庭内部一个纯粹的"消费者"，由此陷入深深的内疚之中。失能老人社会支持的重建是必然趋势。

第六章　失能老人智慧养老的多维困境

在老龄化与数字化并行的时代，由技术进步而带来的社会支持与传统的个体生活的相互耦合，重塑了社会个体的生命历程和社会群体的技术认知。智慧养老整合了养老服务及健康管理资源，拓展了失能老人照护服务，但是失能老人的智慧养老依然面临着供需困扰、制度困窘、伦理困境、资源困局、数字困惑等困境。走出智慧养老困境，提升失能老人的生命质量成为健康老龄化的内在要求。

一、失能老人智慧养老的供需困扰

失能老人智慧养老服务的主要矛盾，既表现在养老服务需求与供给主体之间的矛盾，也表现在供需匹配时的结构性失衡，即失能老人不易满足的"美好生活"需要与现有智慧养老服务不平衡不充分发展之间的矛盾。[1]在推进智慧养老的进程中，供给导向一直是重点，这与信息技术的变革及公共服务供给体系直接相关。

❶ 陈航，韩文龙. 以人民为中心的养老模式创新：以智慧养老为例 [J]. 改革与战略，2018（9）：9-16.

（一）养老服务：供给导向还是需求导向

智慧养老大数据平台能够直接且直观地反映政府部门与社会组织的服务能力和水平，政府掌握着全面的公共服务供给与需求信息，突出了政府在公共服务供给体系中的主导地位。但是，大数据技术在加强主体信息沟通与合作的同时，也加剧了主体之间的竞争。各主体在大数据技术的驱动下，致力于养老服务供给数量和质量的提升，往往在供给导向下形成了养老服务的供给过剩。

随着智慧健康养老的日趋成熟，公众多样化需求的市场一直推动着供给主体不断改进服务方式与内容，单靠政府主导的公共服务供给已不能满足越来越广泛、多样的公共服务需求。智慧养老服务的提供需要从"供给导向"向"需求导向"转变，将老龄社会治理的重点放在以公众需求为核心的制度设计和流程变革上，彻底转变供给导向的理念，以适应大数据背景下公众不断变化的需求。调查发现，受访的 112 位失能老人中，65.83% 的失能老人没听说过智慧养老，但希望也愿意接受智慧养老的占比高达 85.37%，希望通过智能养老 App、智能家居产品、微信公众号或小程序等途径获得智慧养老服务（图 6-1）。

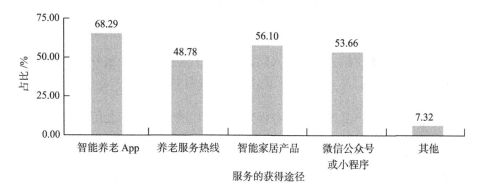

图 6-1　智慧养老服务的获得途径

智慧养老的健康发展既需要贴近老年人需求，也需要升级产品和服务，形成整体解决方案，还需要培育产业发展环境，促进实体服务融合。在康复辅助产品、智能护理设备等智慧养老产品基本满足失能老人生活服务和医疗服务的同时，加大对智能陪伴产品、智能学习终端等养老科技产品的精准化供给，在远程智慧医养结合服务、慢性病智能综合管理服务等需求层面的精细化服务还需要进一步加强。

（二）供需错位：智慧何以可行

从智慧养老产品设备的供给来看，以 5G、大数据、云计算、物联网、人工智能等新技术为依托的智慧养老产品和设备，在一定范围内解决了失能老人在生活照料、医疗健康、精神娱乐等方面的传统难题，在一定程度上缓解了养老护理人员短缺、护理强度大等日益突出的养老矛盾。但是智慧养老一直面临着供需匹配的难题，一方面老年人需求尚未完全释放，需求动力不足；另一方面智慧养老的有效供给能力不足。具体来看，主要存在以下问题。

一是智慧养老产品同质化严重，适老化不足，直接影响老年人的体验感和接受度。智慧养老产品和系统缺乏统一的标准和规范，导致互联互通不畅，"不实用"，智能化受阻。智慧养老实用技术不多，经受住市场检验的产品比较少。因此，需要增加语音输入、手写输入、电视接入、无感采集、数据集成等适老化的智慧技术供给，用老年人熟悉的方式轻松对接养老服务平台及相关的服务资源。

二是智慧养老产品的后续服务保障不足，经常面临"不会用"的"最后一米"落地难问题。[1] 智慧养老产品在实际生活中的应用越来越多，但同时带来的"智慧困惑"也不少，如不会使用智能手机的老人面临操作难题，部分慢性病老人的基础病数据、健康档案数据未能与接诊医院有效衔接。

三是由于数字鸿沟、消费观念和支付能力的限制，智慧养老产品设备的成

---

[1] 黄瑶. 智慧养老破解"三重三轻"方能渐入佳境 [J]. 中国社会工作，2020（23）：16-17.

本高，导致因供需价格错位出现智慧养老模式"叫好不叫座"现象。失能老人的智慧养老服务经常受到价格、易用性、耐受性及预期收益等影响，老年群体尤其是失能老人，更需要算好智慧产品使用和长期服务成本的经济账。

从智慧养老服务的供给来看，政府购买服务成为智慧养老服务落地的重要形式之一。同样以 N 地为例来看，当地政府每年投入 2000 万元向社会力量购买公共服务，并自 2019 年对服务项目进行了适当调整，将社区老人居家养老服务限定在贫困地区，增加失能老人照护试点服务，2000 年还增加了社会组织等级评估服务。购买服务项目主要包括社区老人居家养老服务、失能老人照护试点服务、社区社会工作服务、贫困县社会工作服务、社会组织孵化基地运营服务、社会组织登记管理辅助服务、政府购买服务事中监管和绩效评价服务7 项，其中贫困县社区老人居家养老服务项目总经费 600 万元，失能老人照护试点服务项目总经费 600 万元，占比均达到 30%。政府购买失能老人照护试点服务是为适应老龄社会、高龄社会而推进社会化养老的一种探索。

从 B 市承接的失能老人照护试点服务来看（表 6-1），2019—2020 年承接失能老人照护试点服务项目的单位多为便民服务中心，其中昆区钢兴便民服务中心、帮得家政社区服务协会、昆区幸福夕阳服务中心、夕阳情居家养老服务中心 4 家机构连续获得项目，占服务承接方的近一半。服务内容集中在失能老人助餐、助浴、助医等日间照料、康复护理等方面，每个项目受益人数 100人左右，与 B 市占比 13.7% 的 37.13 万 65 岁以上老年人的需求尚有较大距离。根据 CHARLS 2018 年数据结果，2020 年既存在长期照护需要又存在医疗服务需要的轻度失能、中度失能和重度失能老人的潜在需求比例分别是 32.5%、38.85% 和 37.63%[1]，由此可见失能老人的照护细分是刚性的，然而，照护试点的碎片化运作、项目覆盖面的局限性、项目执行周期的限定、便民服务中心的

---

❶ 曹信邦 . 中国失能老人长期照护多元主体融合研究——基于财务供给的视角 [M]. 北京：社会科学文献出版社，2020：90.

照护服务质量等都说明智慧养老的供需困扰将长期存在，还需要实现养老服务在不同区域及行业间的有机整合。

表 6-1　2019—2020 年 B 市承接民政厅政府向社会力量购买
失能老人照护试点服务项目情况

年份	项目数/个	项目金额/万元	总金额/万元	承接单位
2019	8（30）	25	200	昆区钢兴便民服务中心、帮得家政社区服务协会、昆区幸福夕阳服务中心、12349 便民为老服务协会、银色安康便民服务中心、夕阳情居家养老服务中心、昆区爱民便民服务中心、昆区佳馨便民服务中心
2020	7（30）	20	140	昆区钢兴便民服务中心、帮得家政社区服务协会、达茂旗云中养老服务中心、昆区幸福夕阳服务中心、夕阳情居家养老服务中心、友信便民服务中心、青山区黄手环志愿者服务队

二、失能老人智慧养老的制度困窘

"积极应对人口老龄化，构建养老、孝老、敬老政策体系和社会环境，推进医养结合，加快老龄事业和产业发展"❶，是新时代中国特色养老事业发展的基本方向。健全、完善、可持续发展的养老服务体系需要孝老的家庭支撑和敬老的社会氛围，家庭养老功能的弱化需要不断寻求养老服务的社会化路径，智慧养老产业是老龄事业发展的重要载体。在社区居家养老服务日趋多元化的今天，医养护一体化成为智慧养老产业发展的必然路径，而失能老人的智慧养老，也不得不面临养老服务市场化发展的制度窘境。

---

❶ 习近平. 决胜全面建成小康社会 夺取新时代中国特色社会主义伟大胜利——在中国共产党第十九次全国代表大会上的报告 [EB/OL].（2017-10-27）[2019-08-07]. http://www.xinhuanet.com/2017-10/27/c_1121867529.html.

（一）智慧养老服务法律制度缺失

经过十余年智慧养老服务的探索和发展，逐步建立起了符合各地实际的智慧养老服务模式，各地纷纷出台了养老的政策性文件，部分养老机构也制定了相关养老标准，但是对于智慧养老服务的研发及产业、服务等方面的法律制度和标准体系尚未完全构建起来，老年人权益保护立法有待加强。智慧养老服务领域人工智能的应用引发了一些侵害老年人权益的现象，引起社会的普遍关注。该领域的侵权责任认定容易陷入困境，因为智能养老机器的法律地位不明确，相关侵权行为主体比较复杂，尤其是人工智能居家、机构在医养结合养老服务模式下难以单独适用过错责任或无过错责任归责原则。因此，需要明确人工智能养老服务机器的法律客体地位，承担相应的产品责任和医疗损害责任，赋予失能老人新的权利，引入强制责任保险进一步规制智慧养老服务侵权。❶

智慧养老的法治建设需要从准入、引导、监管、保障、追责等几个方面建立起法律保障，进一步夯实立法基础，从制度建设的角度为智慧养老提供足够的政策支持和供给，为智慧养老产业的良性发展创设良好的制度环境。第一，进行智慧养老服务体系的顶层规划设计，完善国家智慧养老服务产业的政策体系。智慧养老作为一个社会系统工程，需要满足智慧养老与整个社会保障制度的兼容性，需要考虑智慧养老与其他养老模式的互补性和协调性，还要保障上下层政策间的连贯性、系统性，因此需出台与国家现有社会保障水平、不同地区养老服务发展状况及失能老人实际养老需求相适应的政策。第二，引导和扶持失能老人智慧养老服务产业的发展。政府在提供无差别的智慧养老公共服务时，应充分考虑失能老人的养老困难和压力，充分发挥政府的政策养老兜底作用，切实履行"保基本、兜底线、惠民生"的基本责任，保障老年群体特别是

---

❶　苏炜杰.人工智能养老服务侵权问题探析 [J]. 兰州学刊，2021（4）：194-208.

失能老人的智慧养老基本服务，推动失能老人智慧养老相关领域的健康有序发展。

智慧养老服务标准体系的构建需要建立产、学、研、用联动机制。在智慧养老产业方面，加快制定智慧养老技术研发、管理标准及智慧养老产品生产标准，形成统一的行业标准和规范化服务流程，加大智慧养老产品和服务的监管力度，切实保障失能老人的权益；在智慧养老教学科研方面，科学制定养老专业人才的培养和评判标准，加强高校、科研院所、政府部门和企事业单位的联合攻关，推动智慧养老相关科研成果尽快转化；在智慧养老技术和产品应用方面，制定相关技术研究产权归属配套管理条例，规范智慧养老服务和产品的政策宣传，保护好失能老人的个人隐私，自觉加强媒体的信息传递和舆论监督作用，做好智慧养老文化和智慧养老相关服务的宣传普及工作，让智慧养老的理念深入人心，消除失能老人对智能产品和新兴技术的排斥与误解。

（二）智慧养老服务人才供给短缺

目前，中国养老行业相关人才较为短缺，智慧养老服务专业人才有效供给不足，使智慧养老产业发展陷入窘境。养老是一个向阳产业，但相关人才一直处于稀缺状态。从专业人才的培养来看，专门针对老年事业和产业发展的学科较少，2023年全国160余所专科院校开办了老年服务与管理专业，而在普通高等学校本科专业目录里的专业仅有两个——养老服务管理（120414T）属于公共管理学，老年学（030306T）属于社会学。本科专业的设置在一定程度上填补了老年专业人才培养的空白，但研究生层次的人才培养目前只有北京大学、中国人民大学等设立了老年学相关的博士和硕士学位授予点。尽管各大院校的养老服务与管理专业定位于培养为老人服务的全能型人才，既设置了大量医疗护理类课程和社会工作类课程，也设置了管理、营销、金融、经济等相关课程，但是高层次高质量为老服务的人才培养远远不能满足日益扩大的养老市场需求，尤其是智慧养老领域人才更为缺乏。老年服务与管理的毕业生除少数进入养老机构外，大部分成为咨询顾问、养老保险顾问、健康管理师、健康照护师、老年产品制造企业员工、高级管理人员、公务员、销售人员等。老年服务与管理专业的毕业生不能考取护士、医师、营养师等资格证书，一定程度上限制了养老服务人才的供给。

智慧养老服务的人才培养应和市场需求紧密结合起来。重视养老相关产业人才的招生、教育与培训，调整和优化老年学科建设和布局，建立国内外养老相关人才联合培养制度，改革和完善养老相关产业人才的培养、使用、评价机制，形成分工合理、部门联动的养老专门人才供给体系，提升养老专门人才的持续有效供给。

智慧养老服务是包括政府、医养机构、高新技术企业等在内的多元供给主体的联合行动，但是相关供给主体之间的权责不清、标准不一，培养的养老专门人才无用武之地，直接影响智慧养老服务的有效供给。走出智慧养老服务供给的窘境，需要明确政府在智慧养老服务中的定位与职责，做好政策支持、基本保障与市场监管等相关工作，补位而不越位。确保养老机构及相关社会组织的智慧养老服务供给主体地位，充分发挥专业人才的照护作用，实现专业细分与多元合作的分工，全面、周到、精准地深入社区与家庭。鼓励和保障更多的养老专门人才进入相关企业，研发更多更好的智慧养老产品与设备。

（三）智慧养老服务运行机制僵化

从智慧养老的实践看，大数据技术倒逼服务机制的革新，有力地推动了养老服务资源整合，保障了养老服务的供给。但是，囿于技术驱动的养老服务机制相对僵化，智慧养老线上资源与线下服务的整合度不高，养老服务的供给效率较低，失能老人智慧养老的整体性治理依然存在制度性困境。

现阶段失能老人智慧养老提供的护理、照护、医疗、关怀等服务与高质量的医养结合尚存在较大的距离。从服务供给主体看，失能老人智慧养老市场的制度供给相对不足，政府尚未形成连续稳定、系统化的政策体系，智慧养老相关产品的升级受高新企业技术研发标准和市场占有因素制约，养老机构的发展受困于技术之外的资本、劳动力等稀缺资源限制，对智慧养老的引进力度和技术产品升级换代明显不够。从服务供给结果看，失能老人智慧养老的相关理论和实践都呈现出碎片化趋向，未能形成成熟、系统、可靠的理论体系和实践经验。从智慧养老产业结构看，智慧养老产业面临严重的技术依赖和虚高成本的难题，集约化的规模经营遇到天花板，智慧养老行业监管乏力，失能老人智慧养老信息、技术、信用、安全等资源的共享整合依然存在壁垒。

供给导向的智慧养老服务提供仅仅依靠政府很难满足越来越广泛多样的公共服务需求❶，智慧养老的建设和发展要聚焦失能老人更高质量的生活需要，不能为了弥补产业空白而进行资本逐利，以失能老人需求为核心的制度设计和变革成为优化智慧养老服务机制的必然选择。建设高效完备的人才培养机制、竞争合作机制、资源配置机制等，亟须加强高校、科研院所、政府部门、养老机构、医疗机构、研发企业等多方合作，对现有智慧养老试点示范及地方创新经验进行深入研究。面向普惠化、标准化、制度化的智慧养老公共服务供给，尽快建立健全具有可行性、灵活性、可持续性的失能老人智慧养老服务机制，从而建立完整、系统的智慧养老服务产业链，实现智慧养老服务多渠道、多层次、多元化发展。

---

❶ 尹栾玉. 基本公共服务：理论、现状与对策分析 [J]. 政治学研究，2016（5）：83-96，127.

（四）智慧养老服务科技支撑不足

目前的智慧养老产业结构和技术种类都较为单一，缺乏多元化、多样性的科学技术支撑。智慧养老服务主要以健康信息监测相关技术及其衍生产品为主，产品形式比较单一，智慧养老试点项目缺乏对供给主体、供给方式及供给能力、需求主体、应用成效等系统的追踪调查研究，导致智慧养老服务适宜模式的构建缺乏研究基础。❶

智慧养老的智能设备普及度不高。由于失能老人存在个体化差异，智慧养老相关设备、产品与失能老人的失能程度、个性需要匹配度不高，部分设备产品操作程序不够友好、便捷，忽视了失能老人的操作能力与使用习惯，智能化与人性化依然不足。调查显示，受访的 112 位失能老人对目前智慧养老产品和服务的顾虑主要集中在价格太贵（70.73%）、操作复杂（68.29%）、服务质量不好（46.34%）、不安全（43.9%）等方面（图 6-2）。智慧养老模式未能及时关注失能老人对智能设备产品的情感反馈，无法满足失能老人交流、学习、娱乐等精神层面的需要。这些问题的解决依然需要借助科技的力量，健全以需求为导向、企业为主体的产学研一体化创新机制，结合社区居家养老的现实应用场景，研发适宜老年人穿戴和监测的防护、照护、关爱类便携式信息化设备，加大基础研究和应用研究的支持力度，增强养老智能设备的科技含量。

智慧养老的科技创新要对智慧养老供给主体的科研投入和技术创新大力支持，建立相应的竞争合作机制，以创新发展理念引领智慧养老，从智慧养老理论创新、科技创新、文化创新、制度创新等方面激发并培育新动能，推动多元化智慧养老模式的创新发展。

---

❶　王红漫 . 中国"智慧化养老服务"现在与未来展望 [EB/OL]. （2020-08-01）[2020-08-10]. https://politics. gmw.cn/2020-08/14/content_34087211.html.

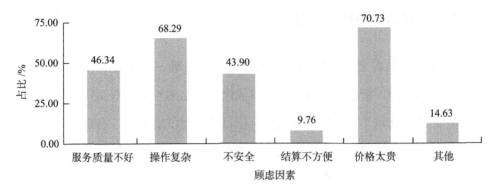

图 6-2　失能老人对智慧养老产品和服务的主要顾虑

三、失能老人智慧养老的伦理困境

伦理是人、社会与自然环境之间交往互动时遵循的事理与准则，是一系列行为观念的集合，包含着对社会道德现象的哲学考量。当在智慧养老的语境下思考失能老人的养老问题时，就已经面临着伦理拷问。智慧养老的最大优势在于利用现代技术整合了政府、社区、家庭、社会组织、企业、志愿者等社会各类资源，为包括失能老人在内的适龄老人提供各类养老服务，这在智慧养老发展过程中也面临一系列伦理难题。

（一）隐私保护与保密原则

自塞缪尔·沃伦和路易斯·布兰戴斯将隐私权定义为"不受他人干涉的独处权利"后，人们对隐私权的关注和讨论日益增多，从对身体发肤的保护到感情与思想的保护，不一而足。隐私权一般指的是对自我隐私空间、信息的自主抉择权利，是一种具有人格与自我尊严价值的人身权利。❶智慧养老服务提供过程需要全面采集老年群体各方面信息，保护个人隐私安全成为智慧养老的重

---

❶ 赵芳．社会工作伦理理论与实务 [M]．北京：社会科学文献出版社，2016：118.

要议题。例如，有关失能老人安全监护及健康服务的项目需要定位老人家庭的位置，可以通过控制家庭中各种电子设备了解老人的日常生活状况；还可以通过电子手环等穿戴设备，对失能老人的位置及身体健康状况进行实时监测。在整个服务过程中，老人的私人空间直接受到监控，有关老人的各类信息和资料都留存在智慧养老服务系统中，相关机构直接掌握着老人及其子女的全部信息，这些信息的安全边界总是受到各种各样的影响。现有的网络科技是否能够保证用户信息安全，这是智慧养老服务的伦理困境之一。一般来讲，失能老人对医、食、住、行等个人信息的安全本身认识不足，自身信息防范能力有限，但是老人是否真正愿意将自身私密的情况通过网络与他人分享，服务机构能否做到真正保密，这都是智慧养老需要面临的伦理难题。

首先，应该建立起隐私保护的完整体系，有效保护失能老人的隐私权。科学技术带来的问题需要用科学技术解决，用科学的方法合理界定隐私保护的范围，通过智能技术的改进消除对隐私权侵犯的消极后果。智慧养老服务系统一方面要根据信息的安全等级，将智慧养老相关数据在服务提供者之间开放和共享，打破信息孤岛，完善老年人信息后台数据库，加快建立统一的公共服务数据对接平台，增强智慧服务的针对性和精准性；另一方面，要大力加强信息信用管理，确保失能老人的信息安全。

其次，需要加大社会公共管理部门的综合治理力度，推进网络等高新技术的立法工作，强化技术监管的执行力度。社会工作者作为社会政策的影响者，可以向有关部门反映智慧养老中存在的某些问题，促进相关法律法规的完善，加强政府相关部门对养老企业的监督和涉老数据的安全监管，防止相关数据和老人个人信息数据泄露。

（二）个性化差异与案主自决

案主自决是社会工作伦理中的一个基本原则，也是智慧养老服务需要审视的重要议题。失能老人的失能程度不一样，需求也不尽相同。在整个智慧养老服务过程中，如何尊重并推动案主自决是实际服务工作中的伦理困境之一。借助于现代科学技术的实践与运用，家庭中的子女自愿或不得不选择让失能老人享受智慧养老带来的方便与舒适，但是失能老人能否自己认知和决定是否采用智慧养老的模式，这是不得不面对的"自决"困境。整体来看，随着年龄的增长，老年群体对新生事物的学习和接受能力都在不同程度上呈下降趋势，他们习惯于传统的生活方式和社交形式，对高科技智能产品的拒绝和排斥也是一种常态，在产品服务与个体认知之间的割裂是客观而真实的。基于照顾者的视角选择，往往直接摧毁的是失能老人的社会能力。

另外，智能服务设备的精细化匹配服务在帮助失能老人点外卖、叫钟点工、给联系人打电话的同时，可能也限制了失能老人其他能力的发展，如社交能力不断弱化，对智能产品的依赖越来越多，主体性逐渐缺失，原有的能力逐渐丧失。智慧社区居家养老要充分发挥为老服务在社区的整合功能，为失能老人智慧养老的社会化实践提供充分的应用场景和平台空间。

（三）科技与人文的内在矛盾

现代科学技术迅猛发展，科技产品使人们的生活方式发生了很大变化，提供了诸多便捷，但是科技产品的迭代更新能否融合相应的人文价值观，是衡量其是否"人性化"或"温情化"的关键标准之一。[1]科技在养老领域的应用是为了辅助老年人实现力所不能及的目的，从而保持其社会的特征和社交的功能。科学技术的发展应该以人为根本尺度，关心人类本身应该成为科学技术的发展目标。

毫无疑问，智慧养老必然高度关注人的价值和尊严。由于失能老人在失

---

[1] 陈虹霖，吴晓薇. 适老化科技的社会工作回应 [J]. 社会工作，2019（1）：99-108，112.

能程度上存在较大的差异性，智能养老产品通过技术实现了轻度失能、中度失能、重度失能老人需求的市场细分，提升了智能养老产品和服务的针对性。但是，智慧养老产品和服务并不能完全替代人，其只能辅助人与科技产品对话，促进人与人的社会联系，而不是割裂人与他人、人与社会的联系。例如，辅助老年人移动的机器臂、辅助老人出行的爬楼机、家庭陪伴机器人等产品，帮助老年人完成了很多繁重的任务，解决了失能老人的照护问题，但是机器人的喂食不可能传递一位技术纯熟的护理员在对失能老人喂食过程表现的细致与关心，机械的动作不可能替代人工护理中有温度的交流。

智慧养老服务供给应坚持以失能老人客观需求为导向，以"适老性"为基础目标，细分不同失能程度的特殊需求和多样供给，尽可能地实现智能产品价格亲民、操作简单、方便快捷。智慧养老产品技术含量越高，产品使用门槛就越高，对于使用者来说就越难操作，往往出现智能产品的开发供给速度远远快于老年人的接受程度，出现"不好用"的尴尬局面。智慧养老产品的设计要紧贴"适老化"的价值标准，同时也要充分考虑老人能够接受的价格范围，在设计和使用中都必须考虑失能老人心理、经济和技术上的接受能力，保证智能化养老产品的技术开发和生产紧紧围绕提升老年人生活质量。

失能老人智慧养老还需要及时关注失能老人心理和情感上的需求，关注照顾者的情绪和压力，既要研发适于失能者使用的智能产品设备，也要生产便于照顾者使用和减压的智能产品，体现出更多的人文关怀。智慧养老的发展需要正确处理智能设备、服务系统与服务人员的关系，在加强平台和线上智能系统开发的同时，加强线下服务场景应用的建设及服务递送者的培育。要培养高素质的养老从业人员，提升从业人员在医疗护理、心理疏导、终端应用、数据处理等方面的能力，进而实现线上资源与线下服务的完美对接。

四、失能老人智慧养老的资源困局

伴随着智能养老产业的快速发展，失能老人智慧养老服务也得到了迅速推广。智慧养老服务作为养老资源优化配置的创新模式，在实践进程中也面临一些问题，如社区养老资源供给的结构性不足、服务资源的制度化依赖等。

（一）社区养老资源供给的结构性短缺

1. 需求与资源不匹配，资源短缺与资源浪费并存

线上线下"赡养人"的专业化服务供给缺位。经过五年的发展，G 社区基本建立起了线上线下"五位一体"社区养老服务体系，主要包括："一线"，即便民为老服务热线，实现养老服务全覆盖；"一院"，即银龄虚拟养老院，提升老年人生活质量；"一站"，即社区日间照料站，解除子女后顾之忧；"一中心"，即社区医疗服务中心，为老年健康保驾护航；"一组织"，即社区社会组织，满足老人多样化需求。B 市 12349 便民为老服务中心是按照"政府主导、企业运营、市场运作、惠及百姓"思路，打造的面向全市百姓提供服务的综合性信息平台。截至 2018 年 2 月，12349 便民为老服务中心实现了全市 60 岁以上 35.2 万位老年人信息备案录入，接听电话 31.8 万个，日均电话 400 个，成功派单及咨询服务 25 万个，处理政务咨询 1.8 万余起。便民服务平台使用面积约 500 平方米，共设有 22 个座席，立足于 K 区，辐射九个旗县区，全天候 24 小时提供信息服务。12349 平台一定程度上满足了社区居家养老、紧急救助、便民服务等服务需求，基本做到"民有所呼、我有所应，民有所求、我有所助，民有所困、我有所帮，民有所难、我有所解"。

线下的后台服务坚持践行惠民政策，实现老有所依，旨在打造"为儿女尽孝，替老人分忧"的居家养老好帮手。截至 2018 年年底，发展有资质、信誉

好的后台服务商 1267 家，签约服务商 179 家，服务类型涵盖家庭服务、养老服务、维修服务、医疗服务、物业管理、社区导购、人才招聘、生活百事、法律服务、房屋租售十大类（表6-2）。

表 6-2　服务类型及签约商家一览

服务类型	数量/家	签约服务商名称
家庭服务	83	家政（62）：钢兴实业家政、信达家政、启爱家政、好帮手家政、苑嫂家政、宏立家政、美琪家政、中益家政、友信家政、诚信家政、天韵家政、世纪风家政、万帮家政、和家兴家政、正明家政、包头家政协会、易帮家政、智云家政、明鹿家政、中浩家政、一诺家政、爱邦母婴家政、朱炳恒家政、美好家园家政、手拉手家政、悦承家政、百分百贴心家政、飞思家政、家协家政、永得安家政、富资家政、悠品家政、爱乐帮家政、美好家政、如新家政、利通家政、洁净百分百家政、帮得家政、易帮家政、信洁家政、嘉婴坊家政、毅能家政、佰分佰家政、每家美家政、创新家政、搭把手家政、祥鹿家政、勤善缘家政、添易家政、新愿新家政、真好家政、土旗义工家政、惠万民家政、冉邦家政、乐助家政、帮一把家政、康德家政、百城家政、家里家外家政、全能家政、鑫德家政、管家帮家政
		便民（21）：好日子搬家、佰亿搬家、李记开锁、惠邦家庭服务、正大搬家、光明搬家、海之洋家庭服务、鹿城保姆中心、超越洗涤、乐活村家庭服务、华稀便民、阳关家园便民、如意帮智慧便民、乌德和乐便民、牧雅洗衣、安泰社区健康、诚信便民、蚂蚁搬家、伴君行便民、乐助便民、居匠社区便民
养老服务	5	和平养老院、乐福养老服务中心、惠德养老院、众德健康养老院、综合社会福利中心
维修服务	8	诚信家政、金冠锁具维修、华龙腾帝、诚信电器维修、华泰开修锁、志刚地暖清洗、小杜电脑维修、福海电器维修
医疗服务	7	贝特瑞尔口腔、新仁和医院、义隆口腔医院、淞雅中医医院、李德皮肤病医院、皓齿口腔、健康养生中心
物业管理	11	王大姐物业、蒙欧物业、海之博物业、兴源洁城物业、宏鑫物业、海川物业、皓宇物业、诺洁物业、春天保洁、齐贝尔保洁、亿易保洁
社区导购	6	万开电子商务、馋猫要要、万开现代农牧业发展、佳馨便民、白云一社区促进会、友谊19四社区促进会
人才招聘	7	公共营养师协会、启航职业培训、恒源人力、同惠创业创新、杏林医培训、蒙特劳务、华晨劳务

服务类型	数量/家	签约服务商名称
生活百事	52	龙文教育咨询、婚姻家庭咨询培训、宝菲特健康咨询；兴祥保洁、宏新清洁、浣洁坊、永鑫清洁；大洋装饰工程、交换空间装饰、幻彩装饰、铭洋装饰；锐拓科技、创赢云网络、家事无忧科技、巨商智能科技、扶正助邦科技、启博电子商务、和聚信息科技、艾尚网电子商务、一颗花生科技、神灯网络、同乐网络、聚众机电；宏德公益、悠品家政公益、乐翼志愿者公益、自强公益、沙漏公益；长青花圈、孝悌殡葬；众康环保、浩天园林；春秋国旅拉菲部、爱音塔拉国旅；保良塑钢铝门窗、鑫恒洁卫浴、欧宝海蒂斯实木、伊凡套装门、居箭卫浴；鑫锦达贸易、邦成贸易；靓健保健食品、健康养生协会、心理健康服务、家和养生保健、明堂柳、未然美容、朋朋休闲按摩、心理社工咨询；学习文化传媒；威正机动车检测；蓝天救援；华捷办公
法律服务	0	无
房屋租售	0	无

从线下签约服务商的数量和类型来看，服务供给依然集中在家庭基础性服务的"两保"，即照顾老人饮食起居的"保姆"和卫生打扫清洁的"保洁"，仅家政公司就占到签约服务商的35%；诸如照顾安排、精神慰藉、危机干预、家庭辅导、社会支持网络建设、社区参与、老年教育、权益保障、老年临终关怀等专业性服务依然缺位。

"老客户"智能化服务存在结构性短缺。B市G社区现有居民8789人，老年居民的数量约为1320人，占社区居民总数的15%，但接受过智能化服务的老人却少之又少。据G社区服务中心统计，拨通12349呼叫电话的老人有420位，约占老人总数的31.8%；领取孝心手环的有312位老人，约占老人总数的23.6%；办理"i吾之家"智能卡的老人有208位，约占老人总数的15.8%；使用电话医生服务的老人有156位，约占老人总数的11.8%。由此不难看出，老年人对待智能化居家养老服务的积极性尚有较大的提升空间，社区老年人享受智能化居家养老服务的意愿和意识有待培养和加强。

在接受智能养老产品的老年人中，多数选择小型智能设备，且设备数量有限，功能单一，重复使用。首先，小型智能设备数量不足，无法满足所有老年人的实际需求，只有极少一部分老年人能够使用智能产品，这与智能化社区居家养老服务的全覆盖目标存在较大的差距。其次，智能产品之间功能重叠、作用相似，服务内容交叉。比如亲情座机、关爱老人手机、电子保姆等都具有一键呼叫、紧急救助功能，智能腕表、智能手环都具有 GPS 定位防走失功能。不同的设备只是称谓不同，提供的功能却大致相似，存在资源的极大浪费。最后，缺乏为老年人提供居家服务、日常生活照料、健康护理的大型智能设备，如缺少帮助失能、半失能老人进食的智能餐桌，缺少具有如厕、洗浴功能的智能洗浴车，缺少帮助老年人翻身的智能床等通用型智能设备。一边是小型智能设备的功能重复和资源浪费，另一边是大型智能设备的短缺，需求与资源的不匹配带来养老智能化服务的结构化困境。

2. 能力资源的不整合，个性化服务供给与服务创新能力不足

个性化服务供给不足。G 社区作为互联互通的智慧养老服务示范社区，充分考虑了日间托老、助餐配餐、生活娱乐等基本服务，也配备了医疗护理、法律咨询等专业服务，还有康复保健、紧急救助等服务，但从实际运行的规模和效益来看，服务半径依然受限，服务质量和效应有待提升。针对多数社区老年人日常生活中的洗、买、烧问题，G 社区借助日托和上门两种形式为老年人提供基本的服务。但 G 社区的老年餐厅、日间照料中心等日托服务的实现载体尚不完善，照料形式仍然以上门服务为主。尤其对于失能、半失能老人的服务需求，除了基本生活料理外，还需要提供擦身、翻身等专业护理服务。针对特殊群体的个性化服务供给不足，依然是智慧社区养老面临的棘手问题。

　　社区目前主要是满足老年人的一般需求，针对特殊老人的需求无法满足。像失能、半失能老人的照顾问题，之前就有居民找到咱们社区，说他家有脑瘫的老人，他要出差几天，老人没人照顾，看社区能有什么解决办法。咱们社区几经周折帮他联系了专业护理人员，最后也不知他们谈得怎么样。（F4：张女士，34 岁，20171221）

　　另外，虽然智慧社区养老缓解了老人们在生活照料和医疗健康方面的难题，但是老年人的精神关怀问题仍然没有得到很好的解决。G 社区老年人大多为钢企退休老职工，每月的退休金在 4000 元左右，解决吃、穿、住、行等基本生活所需没有问题，但是精神层面的关怀和照料却成为影响老年人生活质量的短板。调查中发现，老年人时常出现精神空虚、情感孤独、心理压抑的状态，这多是由于精神文化生活匮乏和精神关怀缺失导致的。智慧社区养老的信息化技术和智能化产品在很大程度上改善了老年人的物质生活条件，为日常照顾和健康监测提供了极大的便利，但是无法达到"有温度"的情感慰藉。智能化产品终究是一种冷冰冰的机器，不能给予人性化的关爱，无法进行深入的情感关怀，替代不了子女对父母的亲情陪伴。如何借助智慧社区养老服务平台提供更多个性化服务，对接社区老年人的个性化需求，依然是智慧社区养老的能力之困。

　　服务创新能力不足。G 社区依托 12349 便民服务热线和"i 吾之家"智慧养老服务平台，为社区老年人的日常照顾和医疗健康监测提供了极大的便利：只需要拨通 12349 便民为老服务呼叫中心电话就能为老人们提供家政服务、生活百事、社区导购等服务，老年人几乎足不出户就可以解决洗、买、烧等生活问题；"电话医生"也具备远程医疗咨询及救援功能，老人通过专用呼叫器，可享受"医疗＋服务"，服务提供方的座席专家，全天候为老人提供电话咨询服务、紧急救援指导服务、急救费用报销服务，居家与医养的结合，为老年人的物质生活设立了安全网。但是，社区老年人的精神之困依然普遍存在。

自个儿有子女就子女照顾，老人们说了啊，自个儿的孩子是自个儿的贴心棉袄，跟他们说说话，聊聊天，心里舒坦。你看那电子产品，你跟它说话它也不懂你啊。（F3：白奶奶，65 岁，20180421）

智能产品需要在情感层面做得更加贴心、有温度和人性化，回应老年人的情感需求，让老年人感受到"人"的陪伴，在一定程度上缓解孤独感，消除心理压抑、焦虑、恐惧等心理疾病，愉悦老年人的身心；智慧社区养老服务需要有效对接志愿者、社会工作者，充分挖掘各方服务资源，多方联动，形成智慧社区养老新格局；智能化养老服务需要在老人精神关怀、养老资源链接、社区资源整合等方面创新推进，实现"老有所乐"的目标。这些直接挑战智慧社区养老的服务创新能力。

3. 信息资源的不对称、技术不成熟与监管不规范同时叠加

智能技术不成熟。12349 便民为老服务呼叫中心为 B 市 35.2 万名 60 岁以上老年人录入备案信息，也为 600 余位老年人发放了智能终端设备，其服务建立在老年人基本信息采集工作的基础之上，由此实现了"人、机器、数据"一体化。但是，这些智能终端设备缺乏良好的隐私控制功能，老年人的信息安全始终存在着很大隐患。同时，智能终端设备的数据收集过于零散、庞杂，呈现碎片化状态，未能进行及时有效的整理、归类，常常出现数据错乱情况。例如，子女通过下载智慧 App 了解父母的健康指数，有时收到的健康预警信息却是他人父母的，或者部分信息是自己父母的，部分信息又是其他老人的，这些引起了诸多误会，甚至带来了很多不必要的麻烦，导致社区居民对智能化技术产生怀疑。

另外，服务平台缺乏成熟的数据分析处理能力，不能对采集到的信息进行科学有效的整合与归类，服务供给方无法制定出针对老年人独特的生活习惯、

实际需求、身体状况的个性化服务方案，大量数据的使用仅仅停留在需求的浅层次反馈与传递，更谈不上数据深层次价值的挖掘，从而无法发挥数据的共享功能，无法促进信息之间的交流与沟通和实现数据信息的有效整合。尤其是在大数据驱动养老服务的功能机制尚未完善起来时，大量平台的相互对接，数量庞杂、种类繁多的数据分析局面更加令人担忧。养老服务系统内部的信息流通不顺畅，缺乏各种信息资源的互补性，共同造成了智能化养老服务的发展动力不足和个性化服务供给困难。

服务监管不规范。在经历了短暂的政府、社会、企业等多主体的积极参与和多元资本的快速注入后，以互联网为基础的线上、线下服务如火如荼地开展起来，但是，针对线上软件平台和线下服务提供商的监管与规范却远远滞后于其发展速度。相关政府部门尚未制定出平台承接政府购买服务的监管办法，政府购买服务产品的发放标准、服务对象、使用成效等一系列问题都缺少一整套严格的规范管理规章制度。此外，线上养老服务平台缺少对其服务加盟商的有力监管，缺乏对庞大信息及数据资料的科学管理；线上平台与线下服务提供商的科学链接程序缺少规范性要求，特别是线上平台监管的缺失直接影响着智能化社区养老服务的创新与发展。

> 我们会对居民进行回访，居民的反映如果是不满意的，我们会把他们反映的内容以电话的形式通知商家，并留下居民的电话号码。至于商家的具体处理措施和以后想怎样发展，我们是管不了的，我们只是反映一下满意度，提供一个渠道。（F7：12349 便民为老服务中心接待员小李，23 岁，20180304）

平台的服务加盟商是服务提供的主体，一旦他们所提供的服务无人监管，线下的服务质量将无法保证，接受服务的老年人的正常权益也将无法保障。服务平台只是将服务满意度单向地告知加盟商，至于后续的处理措施和处理结果一概不知。这是平台在监管方面的一个疏漏，直接影响平台的信任度，也可能影响政府作为服务购买方的公信力。

（二）社区养老服务资源的制度化依赖

资源依赖理论的基本假设是，任何一个组织都无法做到自给自足，需要为了生存而与其环境进行交换，获取资源的需求产生了组织对外部环境的依赖❶。其核心是聚焦组织与其环境之间的关系，这种关系在其行动体系中往往演化成一种处于非均衡状态、绵延不绝且又阶段性鲜明的互赖关系，组织的策略选择只是为了取得暂时的均衡。❷社区作为城市基层社会治理的基础单元，社区养老服务往往是政府主导的产物，直接体现为行政任务的分配，即从社区自身发展的立场规划养老服务的整体布局，缺点是动态关注和回应老年群体的养老需求不足。社区养老服务在实际操作层面存在着工作框架粗糙、具体工作落实不到位、资源整合能力不强等问题。❸在智慧社区养老服务的具体实践中，形成了社区养老服务资源的结构性依赖和过程性依赖的双重依赖。

1. 供给主体的单一导致社区养老服务资源的结构性依赖

B市2015年开始试点政府向社会力量购买服务。两年来，每年投入2000万元向社会力量购买公共服务，包括社区老人居家养老服务、社区社会工作服

❶ 徐家良.组织战略与资源依赖的双重演进——以北京密云小母牛项目为例 [M] // 中国第三部门研究.上海：上海交通大学出版社，2011：55-69.

❷ 刘伟红.城镇化进程中社区组织功能演化的行为策略分析——基于资源依赖理论的视角 [J].上海大学学报（社会科学版），2018（6）：132-140.

❸ 付舒，韦兵.合理存在与认同危机：社区养老模式发展困境及出路 [J].社会科学战线，2018（7）：240-246.

务、社会组织孵化基地运营服务、社会组织人员培训服务、社会组织登记管理辅助服务、社会组织等级评估服务、购买服务评估验收服务等，其中社区老人居家养老服务项目总经费1200万元，占比达到60%以上，预计受益对象5.5万人。政府购买社区居家养老服务是适应老龄化社会、解决养老问题的一个重要举措。从B市的服务承接来看（表6-3），2017—2018年承接社区老人居家养老服务项目的单位多为便民服务中心和家政中心，如帮得家政社区服务协会、佳馨便民服务中心、12349便民为老服务协会、钢兴便民服务中心、友信便民服务中心、兴利源家政服务中心6家机构连续获得项目。服务内容集中在为社区65岁以上的空巢、独居、失独老人提供日间照料、家政服务、康复护理等方面。

表6-3　2017—2018年B市承接民政厅政府向社会力量购买社区老人居家养老服务项目

年份	项目数/个	总金额/万	承接单位
2017	12	240	帮得家政社区服务协会、佳馨便民服务中心、爱民便民服务中心、同心便民服务站、银色安康便民服务中心、友信便民服务中心、爱心传递站、华稀便民综合服务中心、钢兴便民服务中心、兴利源家政服务中心、12349便民为老服务协会、智慧养老e家服务中心
2018	15	300	帮得家政社区服务协会、夕阳情居家养老服务中心、佳馨便民服务中心、12349便民为老服务协会、温欣家庭服务中心、钢兴便民服务中心、悦承综合服务中心、兴利源家政服务中心、思嘉社区便民服务中心、兴祥社区服务中心、亿易新型生活服务中心、友信便民服务中心、祥鹿便民服务中心、友爱社区居家养老服务中心、幸福夕阳服务中心

尽管在政府向社会力量购买服务之后，社区居家养老服务在四年之间实现了从零到一的突破，但反观近年社区养老的实际运行状况，社区养老服务资源的结构性依赖越发严重。首先，社区养老服务供给形式的单向性和服务内容的单一化渐成硬伤。由于购买服务项目在实际运行中投入的资金有限，社区的养

老服务仅仅局限在基本生活料理方面，主要包括发放家政服务券、为年满65周岁老年人的擦玻璃等，同时在社区也为老年人举办了一些防骗、养生、康乐等讲座，其他活动基本都在社区活动室以文化娱乐形式展开。抓党建促服务"五色菜单"特色服务项目（图6-3）包括关爱空巢老人项目，涉及生活照料、精神慰藉等方面。

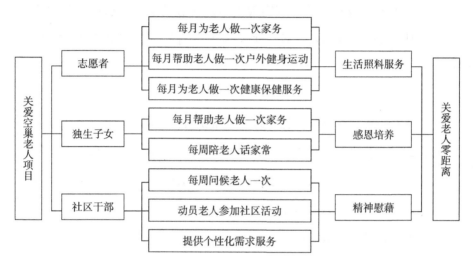

图6-3　G社区关爱空巢老人项目流程

其次，社区及社会组织资源依赖的惰性慢慢养成，"等靠要"思想严重。在社区养老服务的跟进中，大部分社会组织一味地等待、依靠政府购买服务项目，导致服务资源的供给结构严重失衡。社区作为养老资源的直接承载主体，一直缺少对资源整合的认识，未能建立起养老资源有效对接和有机整合的机制，资源链接、挖潜与整合一直停留在文件中，业已建立起来的日间照料中心、社区养老服务中心等也部分地存在闲置与浪费现象。

2. 社区组织能力的不足形成了养老福利供给的过程性依赖

在智慧社区养老服务的推进中，社区是养老福利资源的供给终端，而社区智能化水平和智慧化程度的不足往往造成养老福利供给的过程性依赖。作为国家治理基本单元的社区，过于行政化的社区组织工作压缩了社区居委会的服务空间，行政摊派任务挤占了社区为老服务的时间，服务职能不得不经常性地让位于行政职能。例如，社区照顾需要社区内软硬件设施的完善，社区日间照料中心的日常维护与建设，而专业社会工作者服务的购买、专业护理人员的培训、困难老人的经济补贴等，都需要可持续资金的支持。这些经常因拨款不足、不及时使社区照顾陷入停滞，社区不得不根据工作重心的转移对日间照料中心进行二次改造利用。

> 缺人，缺一个团队，就是缺一个组织呗，缺比较正规化的、固定的这么一个养老服务团队。还缺钱，有人没钱不也没用么。缺资金，服务场地不够。老年人的需求很多，这忙也忙不过来呀。反正我的感觉是这样，平时社区的各种业务太多，本身就挺忙的。（F6：G社区刘女士，33岁，20180303）

社区的人力资源一方面是专业服务队伍不足、社区工作人员专业程度低，另一方面是专业人员的流动性大，很多专业服务都是跟着项目走，项目的结束意味着服务的结束。在老年服务上缺乏专业力量的关注和介入，许多老年人的服务需求虽然注意到了，但想不出专业的方法解决，缺少有关老年人医疗保健、专业护理、营养配比、心理慰藉等方面的专业服务人员。社区虽然登记有1140名志愿者，都来自辖区的各行各业，但在社区的为老服务中并没有发挥实际作用。即使是持证的从事老年社会工作的专业社工，也是"被资源化"或者"被过度资源化"❶。

---

❶ 徐华，隋亮."被资源化"：我国专业社会工作发展的困境与出路[J].社会工作与管理，2019（1）：5-12，45.

社区是有义工队伍的，但这个是比较零散的，没有说一个队伍多少人，也没有什么专业训练，他们就是退休了没事的时候、社区有需要的时候来帮忙，比如上门帮老人打扫卫生等。（F5：G社区小黎，24岁，20180302）

志愿者录入志愿者服务系统只是完成一个硬性指标，政府要求一个社区要配备社区人口15%的志愿者数量。（F6：G社区刘女士，33岁，20180302）

从社区养老福利供给的过程来看，尽管有各种社会力量参与，但是队伍零散，缺乏人员整合；服务项目制的购买形式某种程度上造成了项目与项目之间的藩篱；"打一枪换一个地方"，缺少追踪跟进服务，社区为老服务项目缺乏整体的规划与设计，或单打独斗，或重复建设，造成福利供给依赖性与服务效能短期性的叠加。

五、失能老人智慧养老的数字困惑

失能老人智慧养老的数字困惑，就是解决老年群体对代际数字鸿沟的不适应问题，逐步将社会的需求转化为制度层面的创新，让制度、社会规制和公共政策成为新的数字红利、数字普惠不可或缺的一部分。

（一）不断扩大的代际数字鸿沟

"数字鸿沟"指的是数字化进程中由于信息、网络技术、应用程度及创新能力的差别，造成不同主体之间的信息落差和两极分化，既表现在不同国家、地区之间，也表现在不同行业、不同企业、不同社群之间。"代际数字鸿沟"

指的是横亘在两代人之间的数字鸿沟，是老年群体与年轻群体之间因数字化能力差别而造成的信息落差、行为阻隔和代际隔阂。

随着老年人口规模和占比的快速攀升，代际数字鸿沟现象日益普遍。国家统计局数据显示，截至 2023 年年底，60 岁及以上人口 2.97 亿人，占全国人口的 21.1%，其中 65 岁及以上人口 2.17 亿人，占全国人口的 15.4%。可以说中国从老龄化社会到老龄社会仅用了 22 年左右的时间。截至 2023 年 6 月，我国网民规模超 10 亿人，互联网普及率达到 76.4%，其中 60 岁及以上老年人占比仅为 13.0%。❶ 也就是说在近 20 年的数字技术不断加速创新中，数字化技术与老年人数字化运用能力之间的落差越来越大，代际数字鸿沟现象的不平衡和不适应逐步加剧。许多老年人在衣食住行等方面逐渐被边缘化，现实生活中的数字排斥、数字歧视甚至数字阻隔，客观上加剧了代际隔阂，甚至出现代际冲突。代际数字鸿沟在技术、教育、商业、公共政策、文化心理、社会伦理等方面都有突出的体现，老年人数字化能力、技术应用与社会规制之间的不适应同样成为推进智慧养老的主要障碍。

解决代际数字鸿沟的关键在于实现代际数字公平，就是使数字技术能够适老，让大多数老年人可及、可用、管用。❷ 一方面，要创新和改善数字化产品和应用，倡导科技适老、科技向善和科技普惠。在智慧养老产品的设计中，充分注重面向高龄老人、失能老人的设计服务理念，充分考虑老年群体的日常习惯、身体机能和行动特点。另一方面，要"文化反哺"，提高老年人的数字化生存能力，鼓励并帮助失能老人接触各类新技术产品，更好地融入数字化生活。

---

❶ 中国互联网络信息中心.第 53 次《中国互联网络发展状况统计报告》[EB/OL].（2024-03-22）[2024-03-22]. https://www3.cnnic.cn/n4/2024/0322/c88-10964.html.

❷ 邱泽奇.人口老龄化背景下如何跨越代际数字鸿沟 [J]. 群言，2021（6）：15-18.

（二）失能老人缺少数字赋能动力

随着年龄的增长，人的身体必然会衰老，认知会退化，视觉功能的退化尤为明显。老年人的视力、色彩感知和对比度认知都处于不断下降趋势，故而老年群体往往难以适应读屏时代的传播环境。经验和能力的缺失往往使老年群体在使用智能手机等产品时困难重重，一方面是老年人对于网络世界的隐私披露和信息安全心存恐惧，另一方面是一些中度失能或重度失能的老人在学习新媒体使用技能时经常遭遇歧视和排斥。调查显示，112位使用智能手机的老人主要目的是打电话（93.75%）、视频聊天（81.25%）、浏览信息（42.19%）、看短视频（39.06%）等，也有老人在网上购物（15.63%）（图6-4）。老年人使用新媒体的需求是客观存在的，新媒体也可以创新适合失能老人的媒介样态，最大限度地满足不同老年人的现实需求。

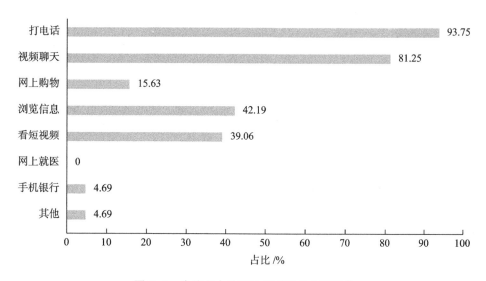

图6-4　失能老人使用智能手机的主要目的

向失能老人提供数字素养的社会支持是必要的，广泛的社会支持能够帮助失能老人增强数字技能、获得数字经验。这种支持首先来自家庭成员，家人可以帮助老年人学习各种数字产品的基本功能，使他们不再对智能技术产生焦虑，不断积累操作经验。同时，社区层面可以有针对性地营造老年人学习数字技能的环境，鼓励老年人使用抖音、快手等 App，通过增强参与感来为数字赋能，重拾数字信心。

充分发挥养老社会组织社会"润滑剂"和民意"发声器"的角色作用，通过政府购买社会组织养老服务，为失能老人提供有针对性和适切性的服务。在对社会组织的工作能力和工作成效考核的基础上，建立起地方政府和养老社会组织的伙伴关系，共同推动智慧养老服务的有效供给。

第七章 失能老人智慧社区养老模式重构

失能老人的养老面临着供给不精准、养老基础设施建设滞后、资源整合壁垒多、服务标准不规范等难题。智慧养老具有服务容量大、服务能力强、服务质量高的优势，引入智慧养老在理念、需求、资源、技术等层面都具有适切性。其既能够有效回应失能老人养老实践中的智慧孝老、供给偏差、资源短缺、技术治理等现实需求，也能解决失能老人因养老服务的特殊性导致的养老服务供给主体、资源提供主体利益关系的碎片化问题，最大限度地实现不同职能部门、市场主体、社会组织等服务供给主体之间的信息交流与沟通，实现养老服务资源的优化配置和主体之间的合作共治。

一、理念：共享价值下的智慧养老

共享是经济社会发展的前沿理念。共享包含全民共享、全面共享、共建共享和渐进共享的深层内涵，人人共建、人人共享，是经济社会发展的理想模式和状态。共享发展的理念坚持以人为本、以民为本，突出人民至上，失能老人智慧社区养老充分体现了以人为本的基本内核。

（一）养老的共享互助模式

共享理念下的养老是指通过互联网平台，对接、整合失能老人所需的养老服务与大量闲散的社会养老资源，实现社会化、精准化养老的服务形态。其依托社区或更大区域的公共服务平台，进行养老服务供需信息的动态采集、更新和发布，包括社区内失能和半失能老人、空巢老人、残疾老人等所需的日常生活、护理、陪侍等一般性和专业性上门服务信息，也包括社区内愿意从事家政服务、老人护理服务的闲散剩余劳动力和社区志愿者信息，进而通过公共服务平台实现服务供给和养老需求的精准对接，实现共享模式和互联网养老服务的融合发展。通过共享将一家一户的养老模式提升为集体式养老模式，培育社区居民互助共享养老意识和集体责任意识，以便捷的养老服务减轻家庭养老的集体焦虑，实现养老资源的优化整合，实质性地提升社区居家养老服务品质。

（二）智慧社区居家养老服务体系

智慧社区养老让家庭、社区成为失能老人养老的最适宜环境，也是人们最愿意接受的方式，实现了"足不出户"的服务全面覆盖。通过智能感知、识别技术，以及各种智能穿戴设备和数据网络的互联，共享养老平台实时监测失能老人的饮食、起居、生活规律和身体健康等情况，为失能老人提供全方位的定制化服务，大幅提升失能老人居家生活的质量。智慧养老利用新兴技术和大数据平台实现对老年群体的远程看护和服务，通过智能设备监测失能老人的健康指标、行动路线、消费行为等情况，追踪了解失能老人的身体状况、生活习惯、服务需求等信息，整合包括政府组织、社会组织、养老机构等在内的各种主体力量设计并推进个性化失能老人智慧养老服务项目，建立起科学、完备、有效的智慧社区居家养老服务体系。失能老人智慧社区养老建立在先进的智能服务网络之上，网络覆盖范围越广，智慧养老服务的体系就越完备，既突破了传统养老在空间和时间上的限制，也实现了不同主体对养老服务的监测。因此，社区应建设更加完备的养老配套设施，政府应推出更多精准对接失能老人的高质量服务项目，机构应提供更多细致周到的服务。有研究发现，智慧养老在提高护理服务附加值的基础上，可以使老人护理和医疗的费用平均减少38%。[1] 失能老人智慧社区养老利用大数据等信息技术，以最低的成本满足个性化的养老服务需求，是一种低成本、广覆盖、普惠化的模式，能被大多数失能老人接受，加之共享模式与智能化技术的融合，极大地提升了养老服务的品质和效率。

（三）协同共享的老年价值共创

智慧社区养老实现了养老机构、养老服务商、医疗康复机构等多主体的协同价值共创。线上线下的协同，丰富了养老服务种类，扩大了养老服务的服务半径，现代智慧技术带来了规模经济效益。另外，通过互联网的链接机制，集中了分散各地的不同类型的老年人的小众需求或零散需求，实现了小规模大效益的长尾经济价值。中国一直传承着尊老、敬老、孝老的优良传统，弘扬中华民族"百善孝为先"的孝老文化，在智慧养老成为养老主流模式的今天，智慧孝老也将成为与老年人分享科技红利的主要方式。这种方式是尊重老年人情感和心理需求的人性化选择，能切实提高广大老年人晚年生活质量，促进家庭代际和谐。

---

[1] VANNIEUWENBORG F, VAN DER AUWERMEULEN T, VAN OOTEGHEM J, et al. Evaluating the Economic Impact of Smart Care Platforms: Qualitative and Quantitative Results of a Case Study [J]. JMIR Medical Informatics, 2016（4）: 1-15.

二、需求：差异化养老的理性回应

智慧社区养老需要关注老年群体养老需求的特殊性，回应个体特征差异化需求。智慧社区养老体现了以人为本的思想，以失能老人的需求为出发点，通过智能技术、设施设备及精细化的管理方式，实现高品质社区居家养老服务的及时、安全、精准递送。

（一）失能老人差异化需求的精准对接

受个体特征和经济社会发展的影响，失能老人的需求在城乡、性别、婚姻状况、自理能力等方面存在显著差异。农村地区的失能老人比城市地区的失能老人健康状况更差，城市失能老人在精神层面的体恤需求显著多样。女性失能老人规模大于男性失能老人，受教育程度和收入水平与男性存在明显差距，面临的困难更多。无配偶失能老人的社会支持需求和精神慰藉需求明显高于有配偶失能老人。不同自理能力等级失能老人的需求存在较大差异，中重度失能老人在生活照料、健康照料和精神慰藉方面的需求量分别是轻度失能老人的11.41 倍、1.46 倍和 1.11 倍。❶ 无论城乡，家庭在失能老人的长期照料中具有特殊地位和重要意义。一般的养老服务更多集中在送餐、打扫卫生、代买代购等基本生活照顾方面，而失能老人在健康护理、精神慰藉、人文关怀等方面的需求更为突出。以 L 市 C 虚拟养老院为例，其将服务内容细分为生活照料、饮食服务、保健康复、日常陪护、家政便民、家电维修、卫生医疗、文化娱乐、心理咨询、法律咨询十大类，共包含 84 项具体服务内容（表 7-1），分别明确了服务价格、服务范围和服务标准。

---

❶ 吕晓莉 . 中国城乡失能老人长期照料需求比较研究 [M]. 北京：中国社会科学出版社，2016：204.

表 7-1 　C 虚拟养老院服务内容

服务类型	服务项目 / 项	服务类型	服务项目 / 项
生活照料类	5	家电维修类	8
饮食服务类	5	卫生医疗类	8
保健康复类	13	文化娱乐类	2
日常陪护类	8	心理咨询类	12
家政便民类	21	法律咨询类	2

（二）失能老人基本权益的双重保障

失能老人的基本权益保障是智慧养老无法回避的现实命题。智慧养老应高度关注失能老人的基本权益保障，从基本服务和人文关怀的双重视角进一步增强失能老人的主体性，使其拥有与健康老人、中青年群体相同的生存能力和生活质量，保障失能老人的基本生存和生活权益。智慧社区养老一定程度上摆脱了时间和空间的限制，不在身边的子女可以通过互联设备随时了解和掌握父母的健康状况及突发情况，为人性化的智慧居家养老提供了可能。不同程度的失能老人有着不同的实际情况，每个人对养老方式的需求必然有差异。智慧社区养老根据实际需求，提供最具针对性和个性化的智慧养老服务，并且细化到智慧社区居家养老的具体服务进程中。

（三）失能老人突发风险的预防和规避

智慧养老为失能老人提供安全可靠的基础照顾和护理，智能穿戴设备大多植入了电子芯片装置，利用传感器技术和无线传输技术，可以实时远程监控、监测失能老人的各项身体健康指标、生活作息及饮食习惯等。若老人突然跌倒，或出现疾病隐患或因病情出现紧急情况时，智能终端感知设备会第一时间收到信号并反馈后台控制中心，发出警报进行提醒。通过定位系统，子女可以随时定位父母的位置，在线常伴父母左右，解决老人外出可能走失的困扰。"云管理"系统为失能老人提供了安全保障。

（四）失能老人社会交往沟通的改善和增进

智慧社区养老一定程度上为失能老人与他人沟通提供了媒介，使失能老人免于与社会脱节或社会隔离，通过技术辅助的社会交往，增加同代人之间"老伙伴"的"互助型"社交和跨代际"小伙伴"的"服务型"社交[1]，失能老人尽可能可以像普通人一样参与社会。智慧社区居家养老模式运用云计算等前沿科技手段，既增加了失能老人与外界沟通的渠道，创造晚年社交生活的乐趣，也增进了子女与父母的亲情，子女在智能居家环境中通过"云养"尽到赡养父母的义务。

三、资源：智慧社区养老的整合性治理

养老资源的整合过程也是养老资源优化配置的过程，强调在社区居家养老服务过程中通过挖掘各类社会资源的价值，对不同来源、不同层次的结构性资源进行甄别、选择、激活和配置；或者突破养老资源供给的路径依赖，合理匹配既有资源，最大限度发挥资源效益，优化社会养老服务，实现社会养老资源的整合性治理，实现"老有所养""老有颐养"的目标。

（一）社区养老资源的数字化挖掘

养老资源的挖掘是智慧社区养老的必然基础，养老资源的整合优化是智慧

---

[1] 王杰. 我的晚年谁做主：智慧时代的科学养老 [M]. 北京：清华大学出版社，2020.

社区居家养老的应然选择。养老资源既包括物质供给、生活照料、健康促进和精神慰藉等涉及老年人日常生活方方面面的资源，也包括专业服务人才资源、伦理资源、政策资源和社会资源等一切有利于提升老年人生活质量的资源。❶失能老人智慧养老资源包括智慧社区居家养老实现过程中一切有助于解决失能老人养老问题的资源。智慧养老服务资源按照其养老服务体系及其运作逻辑可以区分为客户资源、能力资源及信息资源。客户资源是对建构养老体系的赡养人与被赡养人的统称，一方面包括养老服务供给主体在内的各类"赡养人"，另一方面是低龄、空巢自理型、中高龄半自理型、高龄、无法自理型、独居、残疾或无收入型的被赡养群体。能力资源主要指养老服务供给种类、养老服务的创新供给能力，以及养老服务智能化水平提升的有效性资源。信息资源主要包括养老信息共享机制、养老决策机制变革，以及迭代更新的养老知识管理等。❷在智慧社区养老的具体实践中，应通过数字技术不断挖掘和整合养老服务资源，重塑养老组织形态和服务方式。

（二）社区养老服务供需平衡的技术理性

智慧社区养老是一种以信息通信技术为工具，链接各类服务系统，调动客户资源、能力资源、信息资源等社会资源，为社会提供养老服务的新型养老模式。相较于传统养老模式，智慧社区养老借助互联网在信息交换和处理方面的优势，强化了处于分割离散状态的社会养老服务资源优化配置，对居家养老服务进行了革命性变革，既实现了社区居家养老服务的供需精准匹配，提高了养老服务的便捷性和灵活性，也扩展了社区居家养老服务的项目，在一定程度上满足了失能老人在网络上的精神文化需求。社区居家养老服务质量不断改进，

❶ 柴效武. 养老资源探析 [J]. 人口学刊，2005（2）：26-29.

❷ 许晓芸. 资源短缺抑或资源依赖：智慧社区养老服务的资源困局 [J]. 兰州学刊，2019（5）：196-208.

社区居家养老服务管理效率不断提高，最终形成了社区居家养老服务的闭环。养老服务的供需失衡必然导致服务价格的持续上涨。近年来，失能老人照护服务价格上涨到每月 6000 元以上，远远超出了大部分老人的退休金收入。社会养老服务专业人员的需求在 1000 万左右❶，缺口非常大，养老服务资源的供给严重不足。专业护理人员数量不足、分布不平衡、服务质量不高等问题严重制约着养老服务行业的发展。智慧社区养老通过共享养老数据，整合养老资源，养老服务从业者在养老专业知识及培训的获得上更加容易，在某种程度上减轻了一线工作者的压力，降低了养老服务从业人员的劳动强度，减少了人均养老成本，也在一定范围内解放了劳动力。智慧社区养老借助先进的科学技术和大数据分析整合了社区养老资源，能提供最科学的智慧养老服务，实现了养老资源的实时共享，提高了智慧养老效率，扩大了智慧养老的覆盖面。

（三）失能老人养老服务体系的社区重塑

整合性治理内在地包含着主体整合、机制整合和实践行动整合"三位一体"的治理逻辑❷，是对失能老人养老服务领域服务递送机制、资源配置等断裂性和碎片化的有力回应。整合性治理就是要理顺政府、企业、社区、家庭、养老机构等多主体在养老服务场域的关系，政企合作发力，整合各类优势资源，有力推动相关单位各部门的网络化联动，完善政府主导下的多元养老服务生产和供给机制，规范基于不同市场的社区养老服务定价机制，优化基于信息网络技术的社区养老服务一体化平台。❸智慧养老是对传统养老方式的一种优化，

---

❶ 机会来了！这个行业缺口超 1000 万人！[EB/OL].（2020-08-16）[2020-11-10]. https://m.gmw.cn/baijia/2020-08/16/1301465838.html.

❷ 徐选国，杨槿.农村社区发展、社会工作介入与整合性治理——兼论我国农村社会工作的范式转向[J].华东理工大学学报（社会科学版），2016（5）：8-17.

❸ 朱浩.城市社区养老服务递送机制研究：以杭州市为例 [M].北京：中央编译出版社，2017：257-265.

涉及专业人员配备、技术标准制定、养老政策出台等方方面面。智慧社区养老服务是现代科技和家庭亲情的最新结合，能够满足老年人特别是失能老人在日常生活、康复医疗、安全看护、温情陪伴等方面的需求，是在传感、大数据、云计算、移动互联网等技术基础上建立的一个温情养老的新型社会化养老服务体系，成为其他养老服务模式的有力补充。

四、智能：健康养老的技术治理

随着现代科学技术威力的持续性迸发，现代信息通信技术成为推动社会变革的重要杠杆，技术治理的兴起及发展激发了人们将科学技术应用于社会治理的思维。❶ 随着"互联网＋"的兴起及大数据时代的技术创新，智慧养老在物联网、移动互联网、云计算、大数据等平台的支撑下获得突飞猛进的发展，应该说技术为智慧社区养老提供了必要条件。在社会治理实践中的技术治理就是运用互联网、物联网、大数据、云计算、人工智能等现代信息通信技术对社会事实进行技术化和数据化处理，为社会治理提供一个基于数据结构的清晰化图景 ❷，数据成为信息分享中增值的关键资源。老龄社会技术治理以现代信息通信技术为依托，以数据驱动为主导，养老服务供给在需求—供给分析、供需匹配、需求感知与供给展现等方面发生根本性转变，形成了养老服务供给的技术服务新模式。❸ 智能化是老龄社会技术治理的突出特质，智慧养老突显出极高的技术要求。医疗保健技术、智能监控技术、数据挖掘技术、物联网技术、计

❶ 刘永谋. 技术治理的逻辑 [J]. 中国人民大学学报，2016（6）：118-127.

❷ 韩志明，李春生. 城市治理的清晰性及其技术逻辑——以智慧治理为中心的分析 [J]. 探索，2019（6）：44-53.

❸ 鲁迎春，徐玉梅. 技术服务：基于数据驱动的养老服务供给模式创新 [J]. 行政论坛，2020（3）：143-148.

算机网络技术、移动互联技术、老年服务技术等相关智能技术的极大集成，直接催生了智能、个性、全面的智慧养老服务，极大地满足了失能老人的服务需求。

（一）智能技术应用节约了失能照护的人力成本

持续加剧的老龄化和持续增长的养老需求，对高素质高水平看护人员的需求越来越大。失能老人的照护往往需要投入更多的时间和人力，而人工照护劳动力的缺口比较大。智慧养老在技术和网络的支撑下，有效地弥补了人力资源不足的缺陷，一些固定的、模式化的工作通过人工智能来实现，逐渐将失能老人的养老服务从人工服务转变为智能化、信息化服务，大大节约了养老的人力成本。智慧社区养老服务通过资源整合、需求识别、数据互联，实现数据、信息、服务之间的互联共享，尤其是人工智能科技企业参与城企联动的普惠养老服务提供，与街道、社区、养老机构等共建人工智能社区养老服务综合体，实现技术与治理的深度融合，智慧社区养老迈向以协同服务、精准服务、便捷服务和智能服务为靶向的智治过程。❶

（二）智能技术突破提高了照护服务质量和效率

智慧养老借助物联网技术的突破，通过老年人日常使用的可穿戴设备，随时随地精确记录与失能老人生活相关的数据信息，并将信息与社区或相关机构共享，经过数据分析为失能老人提供精准匹配的养老服务。例如，当失能老人有服务需求或信息服务平台通过监控知晓失能老人需要服务时，平台对数据进行收集、再储存、传输、加工、分析，采用数据挖掘、深度学习与自然语言处

---

❶ 汪静，王希.赋能与智治：数字经济背景下智慧养老服务的实践发展——基于扎根理论的分析 [J].老龄科学研究，2021（11）：1-13.

理等统计分析技术，开展科学系统的语义分析、模型演绎与仿真推理，从而进行自动化、智能化服务决策。现代科学技术与智能化设备的结合降低了照护服务的时间成本，提高了照护服务质量和效率，高效的资源利用最大限度地满足了失能老人的养老需求。

（三）智能技术创新增强了老年照护风险防范能力

智能技术通过远程监控、老人定位、统一平台、信息交互等方式打造多方位信息化养老服务系统，该系统能够快速准确地分析需求并对养老风险即时反应，迅速将相关信息从平台终端递送至服务商。快捷、高效的信息传递方式减少了传统养老方式中信息递送的烦琐环节，及时化解了失能老人照护中的养老风险，确保了标准化、科学化、个性化养老服务的及时供给。智慧社区养老充分考虑失能老人对生活环境的差异化需求，强化预防为主理念，加强行为和环境危险因素控制，提高日常生活适应早筛查和早发现的能力，将老年照护融入适老化工程、社区改造等未来社区建设。因此，应鼓励老年健康相关预防、诊断、治疗技术和产品研发，支持生物医药、基因科学、脑科学、运动科学、心理学、传统医学创新融合，探索抗失能及照护科技，推进抗失能优先行动计划，拓展新的市场成长空间，增强老龄社会创新活力，有效化解老龄社会潜在的系统性风险。

五、适老：智慧社区养老的目标重构

智慧社区养老的本质是服务，而智慧社区养老服务的最大特征是以人为本，带有情感的人对人的近身服务依然是基本形式。适老化强调的是信息技术带来的智能化福利，但是再先进的技术也无法代替情感，智慧养老既要有智能技术的精度，更要有人文关怀的温度。适老科技的根本出发点是"知心"——知老人心的技术❶，这也是智慧养老的本原，智慧社区养老服务需要解决思维观念和数字逻辑、智能终端产品和服务应用的适老问题。

（一）思维观念和数字逻辑的适老

融合是智慧养老的生命力所在，智慧社区养老本质上是与传统的居家、社区、机构养老模式的有机融合，融合度越高，智慧养老的生命力越强。科技普惠，适老先行，适老是适老化改造的真正目标。适老化主要对象是老年人，互联网应用的适老化就是要让正常衰老过程中的老年人能够使用互联网，也包括能力不同程度受损的人能够无障碍使用互联网。通过社区和家庭的双向发力，持续加强家庭成员对老年人的数字影响，不断强化老年人数字素养教育，不断提升为老服务可及性；通过与家庭协同的方式为老年人科普智慧养老服务，形成"家庭—社区"良性互动的社会支持系统，实现数字技术观念的下沉。❷随着失能老人的年龄增长和能力衰退，应充分考虑失能老人的平面思维习惯和线性思维逻辑，适应老化的演变节奏，在设备或产品设计中串联整合设计者的立体思维习惯和非线性思维逻辑，从根本上解决创新产品"智慧不养老"的问题；让更多的产品设计企业看到、看懂、看清失能老人的有效需求，也让更多的失能老人看到、看明白市场的有效供给。

（二）智能终端产品和服务应用的适老

适老化通常表现为产品的适老化设计、老年用户的使用培训、面向老年用户的技术支持等。适老化的重点就是要关注老年人认知能力、心理特点和背景

---

❶ 陈虹霖，吴晓薇．适老化科技的社会工作回应 [J]．社会工作，2019（1）：99-108，112．

❷ 文军，刘清．智慧养老的不确定性风险及其应对策略 [J]．江淮论坛，2023（5）：57-64，193．

知识，对产品和服务作相应的设计、改造或增加配套辅助，使其适合老年群体使用。通过面向老年人友好的外观、直观易用的设计，提供符合老年人特点的使用培训，帮助老年人克服对智能技术的恐惧和焦虑，提升老年人使用智能终端产品的动力，并在使用过程中提供及时、必要的相关支持。

2020 年 11 月，为了切实解决老年人在智能技术运用方面遇到的突出问题，推动充分兼顾老年人需求的信息化社会建设，国务院办公厅印发了《关于切实解决老年人运用智能技术困难的实施方案》，提出"紧贴老年人需求特点，加强技术创新，提供更多智能化适老产品和服务，促进智能技术有效推广应用，让老年人能用、会用、敢用、想用"。智能化产品和服务应用要以便利老年人使用为目标，适老化的重点集中在扩大适老化智能终端产品供给和推进互联网应用适老化改造两个方面（表 7-2）。●

表 7-2 智能化产品和服务应用的适老化重点任务

重点	主要目标	具体内容	任务完成部门
智能终端产品	扩大供给	推动手机等智能终端产品适老化改造，使其具备大屏幕、大字体、大音量、大电池容量、操作简单等更多方便老年人使用的特点；积极开发智能辅具、智能家居和健康监测、养老照护等智能化终端产品；发布智慧健康养老产品及服务推广目录，开展应用试点示范，按照适老化要求推动智能终端持续优化升级；建设智慧健康养老终端设备的标准及检测公共服务平台，提升适老产品设计、研发、检测、认证能力	工业和信息化部、国家发展改革委、民政部、国家卫生健康委、市场监管总局等
互联网应用	推进改造	组织开展互联网网站、移动互联网应用改造专项行动，重点推动与老年人日常生活密切相关的政务服务、社区服务、新闻媒体、社交通信、生活购物、金融服务等互联网网站、移动互联网应用适老化改造，使其更便于老年人获取信息和服务；优化界面交互、内容朗读、操作提示、语音辅助等功能，鼓励企业提供相关应用的"关怀模式""长辈模式"，将无障碍改造纳入日常更新维护	工业和信息化部、民政部、中国人民银行、中国银保监会、中国证监会等

● 国务院办公厅印发关于切实解决老年人运用智能技术困难实施方案的通知 [EB/OL]. （2020-11-24）[2021-08-10]. http://www.gov.cn/zhengce/content/2020-11/24/content_5563804.html.

智能终端产品功能的适老主要指通过加大字体、改善配色、减少弹窗、语音阅读、改进文字输入等，解决失能老人在视听方面存在的困难，创设老年友好界面和使用环境。失能老人不同于一般老年群体，需求独特且多样，应推出相应的"长者专区"或者设立专用的"长辈模式"，将方便、快捷的日常生活需求嵌入失能老人智慧养老的智能产品中。经过适老化设计的数字智能设备可以完成人工不愿做、做不好甚至做不了的为老服务，很大程度上缓解了专业护理人员缺乏的养老困局。失能老人的智慧社区养老更是要推动"以人为本"服务理念的复归，创设适合失能老人的养老情境，切实打造技术温暖、权责清晰与空间友好兼具的智慧养老情境。❶

---

❶ 文军，刘清. 智慧养老的不确定性风险及其应对策略 [J]. 江淮论坛，2023（5）：57-64，193.

第八章　社会工作视角下失能老人智慧社区养老模式优化

失能老人养老面临着诸多困境：既面临经济、身体等方面的沉重负担，也面临心理、情绪、观念等方面的负面影响；既有照顾者与被照顾者之间的双向压力，也有社区、机构方面的供给缺位；既存在养老需求与长期照护现实之间的矛盾，也存在社会支持缺失与个体无法增能的双重窘境。基于社会工作者的专业视角，应积极探索以居家养老为基础的家庭照护、社区照护服务，转型、升级医养结合服务新模式，达成失能老人老化态度转变、老年人力资源活化、照护资源有效整合的增能预期，弥合智慧养老治理实践中的裂痕，坚持人文关怀和社会工作价值追求的深度融合，实现失能老人的"就地老化"和"成功老化"。

一、社会工作介入失能老人智慧养老的应然逻辑

社会工作介入失能老人智慧养老，既要评估失能老人的实际需要，也要关注照顾者的困境和需求，从家庭内部发掘潜在的希望和能量。可以从个体、家庭、社区、政策等层面介入失能老人的现实照顾问题，赋权增能服务对象，链接整合照护资源，建立完善关怀系统，进而提升失能老人长期照护下的生活品质。

（一）社会工作价值理念的现实观照

失能老人智慧社区居家养老服务的"用心服务、用爱经营"与社会工作"助人自助"的专业价值理念相吻合，社会工作介入失能老人智慧养老具有很高的适切性。失能老人的智慧养老坚持以人为本的理念，智慧社区居家养老服务就是借助信息技术的运用改变失能老人的被动地位，促进自助养老，而社会工作强调的正是提高服务对象自身能力，依靠自身力量解决问题。

信息社会强调以人为本、开放包容，失能老人智慧养老就是要立足于失能老人特殊的生活需求和服务需求，坚持以老人为本的智慧养老理念，通过健全并完善科学、有效、完备的养老服务体系，开发设计适合失能老人的社会工作服务项目，通过创新服务手段优化服务路径，进而提升智慧养老服务效能。社会工作者介入失能老人的照护服务，要求在专业关系中肯定服务对象的价值和能力，并在介入过程中不断发掘服务对象的潜能，和服务对象一起尝试并掌握智能养老设备的使用，为失能老人参与社区活动搭建关系平台，让他们在参与社区的沟通交流互动中恢复自信心，从而提升应对困境的自我效能感。这与智慧居家养老服务的"享老"目标一致，可以说，社会工作理念与智慧居家养老服务的结合，能够有效提升失能老人养老服务质量。

社会工作介入失能老人智慧养老，可以及时纠正失能老人错误认知，引导并帮助失能老人形成积极乐观的养老心态，突出强调尊重和自愿原则。智慧居家养老服务需融入道德考量，尊重服务对象的隐私并对服务对象的信息保密；分析不同年龄失能老人的不同习惯和实际需要，链接并整合家庭、社区、社会等资源；组建各种教育小组、支持小组、治疗小组或成长小组，扩大社会工作专业服务在失能老人服务领域的覆盖面，尽可能实现失能老人智慧养老服务体系的多层次、多渠道、多元化发展。

（二）社会工作方法的精准对接

社会工作者具有专业的直接工作方法、间接工作方法及工作技巧，社会工作专业方法和技巧介入失能老人智慧社区居家养老服务，可以帮助失能老人通过智慧养老系统充分挖掘自身潜能，改变自我认知，树立生活信心。

个案工作可以为失能老人提供一对一辅导，为有困难的老人或家庭提供物质和心理上的帮助，引导他们了解智慧养老设备及产品的助老功能，挖掘失能老人的潜力，帮助他们主动走出自我隔离困境，提升生活自信心，增强生活幸福感。小组工作可以集中社区内具有同等失能程度或者具有相似相近需求的老人，为他们提供可接受、可参与的服务，扩大服务惠及范围。在招募小组成员的过程中，既要关注与失能老人相对应的需求，也要筛选甄别出愿意主动参加智慧社区居家养老服务活动的老人。通过小组工作降低失能老人的技术无力感和技术恐慌感，帮助其逐渐掌握智慧系统和智能产品的操作；通过同伴影响和帮助，让失能老人愿意使用智能产品并熟练掌握使用技巧，带动身边更多人使用，由自我增能转变为互助增能，提高社区内失能老人对智慧社区居家养老服务的参与度，提升其心理层面的归属感。

失能是内在性能力和功能性能力的双重缺失，内在性能力是指个体在身体和智力上的综合能力，而功能性能力是指个体与环境的结合，以及他们之间的相互作用。❶ 在某种意义上，失能就是日常活动受损的个体与个人因素、环境因素之间相互作用的消极方面，社区层面具体表现为失能老人空间资源链接能力的下降。身体和心智方面的内在能力决定失能老人还能做些什么，而失能老人能不能做他们认为重要的事情最终取决于功能性能力。失能老人智慧社区养老就是要通过社区及社区环境的包容性设计与养老服务递送的优化来营造良好的"使能环境"，进而提升老年人的功能性能力。社区工作就

---

❶ 世界卫生组织：世界老龄化与健康报告 [R]. 2015.

是要通过他人的帮助和空间资源的链接，让失能老人有尊严地生活直至生命的终结。

社区是失能老人及其家庭获取各种政策支持和社会服务的基本场所，社区链接包括社区居家服务、日间照护、志愿者、老人互助组，以及养老院等服务资源。对于行动不便的失能老人，社区居委会通常是失能老人最容易到达的"最后一米"范围。长期稳定居住建立起的对家庭和邻里强烈的情感互信依赖关系，可以在照护服务的有效传递上发挥关键作用。社区"使能环境"的营造，既要加强照护服务设施的建设，也要加强空间资源的有效链接，组建面向失能老人的照护服务社区接入中心，优化照护服务组织运行体系，构建社区化长期照护体系，对接包括福利政策、人力资源、服务供给等在内的照护资源，润滑"社区"老人照护服务传递链条，实现照护"在地化"。

（三）社会工作服务的角色期待

社会工作在失能老人智慧养老中充当多元化角色：充分发挥社会工作者自身专业优势，坚持专业价值和人文情怀，明确服务边界，开展专业服务，关注失能老人群体的真正需求，开展失能老人再教育，推进智慧社区居家养老适老化改造，共筑社会支持体系，推进智慧养老政策精准落地。社会工作者要在需求终端精准对接失能老人线下康复护理、保健预防、心理慰藉、临终关怀等需求，提供更高层次的多样化、个性化服务，让全社会尊重失能老人、读懂失能老人，也让失能老人"学会做老人"，实实在在解决失能老人社区居家养老面临的问题，促进智慧养老适老化和人文化的统一。

首先是服务提供者和使能者。在社区日间照料中心和老年医院，老年社会工作者为失能老人提供生活照料服务，为其进行定期健康检查，记录跟踪患病老人，建立综合健康管理档案及规范化的随访体系，检测、记录和追踪失能老人的健康数据，进行有效的治疗和健康指导。开展失能老人的自理能力评估，为服务对象建档并开展个案工作。根据评估差异性特征，为其针对性选用合适的智能产品，为失能老人提供耐心的服务和引导，开展包括健康管理、可穿戴感应器、位置定位与导航、线上检测、居家生活照料等内容的智慧养老项目，精心照料失能老人的衣食住行等。有组织、有计划地为失能老人提供倾诉、讲故事等精神慰藉服务和精神陪伴，开展重点随访服务，通过往事缅怀和人生回顾，疏导失能老人的不良情绪。社会工作者根据失能老人的失能程度和现实情况，帮助其克服畏难情绪，重新评估自身的价值，重燃生命的希望，增加面对现实和解决问题的信心和能力。

其次是资源链接者和支持者。智慧养老需要适老化的革新以提高适老性，护理员等专业人员的培养也需要对接养老照护的需求，还需要学习智能技术以适应新型养老方式。向政府部门、企事业单位、福利服务机构、志愿组织、社会组织乃至广大社会成员，筹集服务对象所需要的各种资源，提高助人的效率。吸引并整合更多的专业医护人员和社区医疗资源入驻智慧养老平台，在智慧社区居家养老的模式框架下探索医养融合发展，创造沟通交流机会，充分激发居民参与积极性，给予老人结伴互助，确保服务可持续，努力打造社区互助养老服务品牌。运用信息技术建构失能老人智慧养老服务平台，建立情感指导站或联络站，组织失能老人互助小组，帮助老人建立社会支持网络，通过广泛的社会支持，形成失能老人较为稳定的异质性的社会支持网络。成立失能老人支持小组，为失能老人提供产品适应性支持，解决紧急救助需求，让老年人真心接受功能性卫浴、穿戴式机器人、语音拐杖等智慧产品，提高智能产品的使用频率，适应智能产品，信任产品的效果。

最后是政策倡导者和权益维护者。社会工作者在为失能老人提供服务的同时，也要扮演好老人社会福利政策倡导者的角色，即在服务实施过程中要向相关政府部门提出推进适合失能老人生存与发展的适宜政策建议，推动智慧养老政策的精准落地，倡导探索并完善长期护理保险制度，倡导智能养老平台适老化，倡导出台智慧养老相关补贴政策，减轻失能老人家庭长期照护负担。依据相关法律法规和行业标准，社会工作者依法依规保障失能老人的权益，做失能老人的护航者，监督失能老人的子女赡养义务履行情况，不能因为智慧养老和护理人员的介入而推卸子女的赡养义务。保护失能老人智慧养老中的个人隐私和个人信息安全，为失能老人生活中遇到的医患矛盾、邻里纠纷、财产分割、房产纠纷、被诈骗、养老机构拒收失能老人、老人补贴发放不到位、养老金权益问题等进行维权，不断提高失能老人防诈骗和维护自身权益的意识。

二、失能老人的特殊需求与社会工作服务内容高度契合

"社工 + 居家养老服务"的智慧化发展是社工"在线化"服务的发展路径，社会工作线上线下一体化服务体系是对失能老人智慧养老的有益探索，能够实现社会工作专业服务与失能老人个性化养老服务的有效对接。

（一）社区养老服务供给与养老服务需求的智慧匹配

社区养老服务供给与养老服务需求的智慧匹配可以称为"智能型养老"，其核心是在养老体系中融入互联网的思维和互联网的技术，借助互联网信息平台，老年人及其监护人通过下订单的方式获得相应的养老服务，实现更加便捷与高效的养老服务提供与获得。❶

社区应围绕居民生活建立包括市、区、街三级社区服务中心及社区服务

---

❶ 蒲新微. 失能老人智能化养老何以可能：一个系统性施行框架的阐释 [J]. 兰州学刊，2018（10）：183-190.

站的全方位信息化养老服务体系，借助社区信息化服务平台审核、汇总、分类整理来自民政、劳动保障部门、社区、家政服务企业，以及业内多方力量的信息资源，对养老服务供给商进行认证管理，监管诚信服务合约的执行。社区还应对辖区老年人信息进行统计分类、梳理整合，进行网上登记，通过互联网实现网络化的双向访问和自助式服务。基于老年人不同的需求，重点发挥社区信息化养老服务平台在服务供给方式对接、服务内容更新、服务对象转介、服务标准化评估方面的功能，努力实现线上服务与线下资源的链接，以系统化智能化的方式为老年人提供多元化的养老服务，做到养老服务的"精准化"识别与"精准化"供给，❶ 使老年人退休金认领、送菜送饭、卫生清洁、医疗保健、聊天陪护等社区基本养老服务更为贴身贴心。

社区养老服务供给与养老服务需求的智慧匹配需要构建社区养老精准化立体化管理格局，强调在"互联网＋社区养老"新模式构建中发挥政府的主导作用，加大对社区居家养老的财政支持力度，改变养老服务的传统投入方向，从补贴供给方向补贴需求方转变，从"补砖头""补床头"转向"补手头""补心头"，提高老年人的支付能力及支付意愿。充分发挥企业在硬件建设和软件开发两个方面的技术优势，提供更多适合不同老年人需求的智能化设备，开发更多方便快捷的智能化软件系统，通过互联网动员更多包括社会服务机构在内的社会力量投身养老服务实践，运用互联网技术构建一体化服务网络，进一步优化配置社区养老服务资源。❷ 探索传统养老服务和现代医护技术相结合的模式，构建失能老人"医养康养相结合"智慧一体化服务体系，进一步整合医疗和养老资源，针对失能老人的医疗和照护需求，由专业护理人员提供包括医疗、康复、生活照料、心理疏导、临终关怀等在内的"医养护一体化"服务。

---

❶ 宋娟.养老服务如何才能"精准化"[J].人民论坛，2018（33）：66-67.

❷ 李春红."互联网＋"助推社区养老转型升级[J].人民论坛，2017（16）：64-65.

（二）社区医疗保健与养老服务的个性化链接

作为一种新型福利共同体[1]的社区养老需要进一步完善社区卫生服务体系，将社区医疗保健与养老服务的个性化有效链接，建立社区层面的医养结合专业服务体系，不仅可以将医护服务辐射到家庭，还可提供转诊服务，保证社区老年人享受到基本的医养结合服务。

建立在社区层面的医疗服务和养老服务协作体系的医养结合，以失能护理、有病治病、无病预防为主要内容，既可以畅通老年绿色通道，让社区老年人体验到社区医疗保健服务的便利性，满足社区老年居民的初级医疗保健需求，也可以适当为行动困难的特殊老人提供便捷上门的个性化服务。既要建立面向全体老年人的医养结合政策体系，也要突出重点人群；既要考虑经济困难的老年人，也要重点考虑失能半失能老人、空巢老人、独居老人、失独家庭老人及独生子女家庭等老年人群体的医养结合服务。[2]

智慧养老并不等于智慧社区，"智慧社区＋家庭安防技术"成为智慧养老产业发展的必然趋势，智能家居的普遍应用成为未来智慧养老的实现形式。"智慧养老是技术精度与人文温度的结合。区别于面向中青年的智能化技术研发，智慧养老的服务和产品应读懂老年人的真实需求，要做技术减法，在为老服务上多做加法，不玩概念、花样、噱头。"[3]在技术研发方面，智慧养老将通过健康医疗电子、物联网、移动互联网、云计算、大数据等先进技术的融合，建立起"医疗服务需求信息发出—信息接受并处理—服务提供"的完整科学系统，提升老年人晚年生活质量。在信息整合方面，智慧养老通过人体体征采集、居家环境数据分析，促进居民个人健康信息与养老机构老人信息、社区医

---

❶ 辛甜，范斌. 福利共同体：当代城市社区养老的整合与建构 [J]. 广西社会科学，2015（10）：166-171.

❷ 田珍都，王丽荣. 我国医养结合存在的问题与对策建议 [J]. 社会治理，2018（12）：52-56.

❸ 专家学者谈智能养老：做好技术与人文的加减法 [EB/OL].（2018-11-24）[2020-11-10]. http://finance. chinanews.com/sh/2018/11-24/8684789.shtml.

疗机构诊疗信息之间互联互通。在服务提供方面，建立养老供需信息平台，推动供需双方自主选择，通过智能化、个性化、多元化的服务，满足日益增长的健康养老需求。❶

三、社会工作服务与智慧养老治理短板的有效弥合

为了减轻照顾者照料双亲的压力和医养体系的社会负担，满足失能老人多元化需求，提高失能老人的心理状态和生活质量，"医养融合"成为智慧养老治理的行动方向，需求导向的长期照护策略成为探索整合医疗、养老、康护、家政机构和家庭病床资源的"医养家护智"模式的必然选择。

（一）社会工作专业服务与养老智能服务的信息化整合

从社会工作的视角看智慧养老，强调由内而外将老年群体自身作为"社区养老服务"的一种资源，❷ 而且是一种优势资源。如何挖掘老年群体的自身优势并实现"增能"，是推进社区养老服务资源利用与开发的核心。站在社会工作的视角，既要看到老年人的数量优势和时间优势，也要看到经历优势和观念优势，还要看到利益关联优势。要依托社区内部资源，建立起社区老年人群体的互助网络，运用"时间银行"互助养老的方式，提供更为有效的社会工作介入。

实现社会工作专业服务与养老智能服务的信息化整合，社会工作专业知识和技能的有效运用是关键。社会工作者应充分发挥服务引导者的角色和作用，

❶ 中国老龄人口 2.55 亿，智慧养老这门生意怎么做？[EB/OL].（2018-12-13）[2020-03-10]. http://www.cnpension.net/syylbxcp/33732.html.

❷ 江燕娟. 论社区养老服务资源的整合 [J]. 社会福利（理论版），2014（3）：21-25.

协助老年人克服无能感，为老年人搭建起"时间银行"，实现志愿服务与老年人需求的精准对接。老年人可通过建档立卡或分类评估的方式，在"时间银行"云平台根据真实意愿发布服务需求，平台针对临时照料、长期照护、医疗卫生、保健服务、精神慰藉等个别化养老需求通过"点单式"一键匹配，链接更为精准和专业的服务，减少养老服务成本，提高养老资源有效利用率，有效提高老年群体对社区养老的接受度、参与率、认可度等，解决信息不对称带来的效率低下与资源浪费❶，从而将以往的"被动给予"转变为老年人的"主动需求"。社会工作者需整合老年群体这一独特性资源，鼓励更多的人参与"时间银行"公益项目，通过可存储、可兑换、可持续的"时间银行"加速养老资源流动，实现线上线下信息化的融合发展。

（二）社会工作职能与养老治理的精细化补位

"优化生育政策，提高人口质量。积极应对人口老龄化，加快建设居家社区机构相协调、医养康养相结合的养老服务体系。"❷"相协调""相结合"的养老服务体系是积极应对人口老龄化的重要手段，是推进健康老龄化的有效举措，进一步明晰了政府、市场和社会协调配合的职责，也明确了养老服务治理高质量发展的目标。"居家社区机构相协调"突出强调了中国养老服务体系中居家养老的基础性地位、社区养老的突出地位和机构养老的补充作用。社区居家养老服务符合中国社会老年人在家庭中养老的传统观念，也契合养老、孝老、敬老的政策体系和社会环境；既能充分利用社会、政府、企业等提供的多方养老资源，也能较为有效地保证老年人生活质量。智慧社区居家养老服务是

❶ 李明，曹海军.老龄化背景下国外时间银行的发展及其对我国互助养老的启示[J].国外社会科学，2019（1）：12-19.

❷ 中共中央关于坚持和完善中国特色社会主义制度 推进国家治理体系和治理能力现代化若干重大问题的决定[EB/OL].（2019-11-06）[2020-04-17].http://cpc.people.com.cn/n1/2019/1106/c64094-31439558.html.

一种社会化养老服务模式，以家庭为根本，以城乡社区为平台，依靠健全的社会保障制度，由政府主导向老年人提供所需的基本养老服务，由企业、社会组织为有个性化需求的老年人提供专业化服务，由志愿者和自治组织提供公益性互助服务，最大限度地满足居住在家庭中的老年人养老之需。

社会工作服务与智慧养老服务有效整合的关键，在于社会工作专业性的建立及获得智慧养老服务供给主体与管理主体的认可。需求导向的长期照护策略是养老治理精细化补位的必然选择，社会工作嵌入智慧养老的服务目标就是实现"就地老化"，就是让失能老人在家庭或熟悉的社区里得到长期照护服务。❶长期照护的供给类型主要有居家养老服务、社区老年服务、机构照顾三种模式❷。失能老人的长期照护就是要在一定的周期内，围绕失能老人的多样化需求，为失能老人提供生活照料、疾病康复、康复保健、精神慰藉、健康管理等持续性服务，所以失能老人的长期照护主要通过居家养老服务和社区老年照护服务来实现。长期照护回归家庭和回归社区是普遍趋势，发展社区照料是完善长期照护服务体系的重要内容。❸

夯实以居家养老为基础的家庭照护。健全家庭照护支持体系，既要考虑失能老人的需求，也要考虑家庭照顾者的需求。家庭照护可以根据失能老人的需求类型分为三类，即免费为特殊失能老人提供的福利性基本养老服务、向普通失能老人以成本价格为依据提供的非营利性基本养老服务、面向全体失能老人按市场价格提供的营利性非基本养老服务。❹根据家庭照顾者的需求和照顾效能，政府可以有针对性地为家庭照顾者提供适当照护补贴，可以补助失能老人家庭的无障碍设施改造，可以出台居家照顾优待政策，也可以委托或购买社会

❶ 刘军，程毅. 老龄化背景下失能老人长期照护社会政策设计 [J]. 云南民族大学学报（哲学社会科学版），2017（4）：73-77.

❷ 陈伟. 长期照护制度中失能老人的"需求导向型供给侧改革"研究 [J]. 学习与实践，2018（1）：91-100.

❸ 吕晓莉. 中国城乡失能老人长期照料需求比较研究 [M]. 北京：中国社会科学出版社，2016：208.

❹ 唐敏. 失能老人养老服务的理论模型、系统构成与支持体系 [J]. 社会保障评论，2018（2）：148-156.

工作机构、心理咨询机构等组织对家庭照顾者开展心理减压疏导训练、精神抚慰等服务，还可以对失能老人家庭照顾者进行精神关怀。❶

重点加强社区老年照护服务。社会工作者坚持"个别化"原则，运用专业的方法调动社区资源，既运用非正式支持网络，也联合正式服务机构提供服务与设施，让急需照顾的老人在其熟悉的家或社区环境中得到照护和服务。社区照料中心可以为失能老人提供日常照料、医疗护理、心理慰藉、精神娱乐、社区康复、营养送餐等综合性服务。对于轻度失能或家庭成员因为工作没有时间全天照护的失能老人，可以接受社区照料中心的日间照顾。社区老年照护服务既解决了机构照顾潜在的失能老人心理适应问题，又可以借助社区的照护力量，使失能老人家庭间相互提供力所能及的帮助，还可以提升失能老人的"社会资本"，方便失能老人的情感交流。❷

转型升级医养融合服务新模式。需求导向的长期照护应该抓住医疗卫生体制改革的契机，由政府主导，协同社会和家庭共同发力，整合不同等级、不同层次的医院、医疗机构、卫生服务中心等医疗资源，与养老机构、社区照料中心、家政机构等进行对接，充分发挥"互联网＋物联网"的作用。失能老人的日常生活照料服务主要由家政工作者提供，医护人员可通过家庭病床、上门巡诊等方式提供治疗护理、健康保健、临终关怀等长期照料服务，❸促进医养融合服务新模式及集养老、医疗服务于一体的综合性、专业性的新型照护模式的形成，为失能老人提供全方位的个性化医护康服务，从而提高失能老人的养老服务质量，使失能老人有尊严地"就地老化"。同时，应加强养老护理员国家职业标准的培训、认证、考核体系的建设，规范养老护理的专业化工作，从而引

---

❶ 陆杰华，沙迪．老龄化背景下失能老人照护政策的探索实践与改革方略 [J]．中国特色社会主义研究，2018（2）：52-58．

❷ 刘西国，刘晓慧．基于家庭禀赋的失能老人照护模式偏好研究 [J]．人口与经济，2018（3）：56-66．

❸ 赵雅欣，周忠良，沈迟，等．我国失能老人"医养家护智"养老模式探讨 [J]．中国卫生事业管理，2019（7）：537-540．

领和带动养老服务产业的健康、有序和标准化、专业化发展，积极主动地迎接老龄化的挑战。

四、人文关怀与社会工作价值追求的深度融合

以老人为本的增能预期是社会工作的价值追求，精细化助人凸显的是失能老人智慧养老的人文关怀，倡导以老人为本的智慧养老服务就是利用信息化技术创新养老服务，提升为老服务的质量，最终实现健康老龄化、积极老龄化的"成功老化"目标。

（一）以人为本与助人目标的价值智慧

失能老人的智慧社区居家养老服务蕴含着以人为本、以老人为本的价值关怀。社会工作者在"助人自助"的理念下通过专业知识和技能帮助智慧养老服务弥补其在个性化、社会化、精神服务方面的不足，发挥服务引导者的角色和作用，协助失能老人发挥自身主体作用，适应并主动参与智慧养老服务，变"被动养老"为"主动享老"。

失能老人老化态度的转变。老年人的老化态度关乎全社会能否实现积极老龄化与健康老龄化。❶ 老人为本的增能首先要关注失能老人的老化态度，社会工作人性化的服务理念正好契合失能老人及照顾者的心理需求，个性化的服务内容正好匹配多样化的养老服务需求。社会工作坚守助人自助的理念，以案主为中心，秉承爱心、耐心及专业知识技能为失能老人服务，充分尊重案主的隐私权，优先考虑失能老人的权益，挖掘老人的自身潜能，在增能的情境之下统

---

❶ 纪竞垚，代丽丹.中国老年人的老化态度：基本状况、队列差异与影响因素[J].南方人口,2018(4)：57-70.

筹照顾者与受照顾者之间的合理性需求，[1]实现失能老人及其家庭的增能。社会工作者在失能老人照护方面，运用老年社会工作的专业方法积极开展专业的心理干预、精神慰藉，有效地转变失能老人的老化态度；运用移情、反移情等专业技巧陪伴失能老人，与其谈心聊天，排解失能老人的愁闷，鼓励失能老人积极配合治疗；同时，以家庭情景为动力，从细节处着手，协调家庭成员关系，抚慰老人的心灵，唤起老人在社会情境中的存在感。[2]

老年人力资源的活化。融合"就地老化"与"成功老化"，就是要动员组织居住于社区内的老人通过互帮互助、彼此照顾，打造属于自己的社区，平衡有偿支付薪资工作与志愿者工作。[3]注重挖掘社区内部力量，让失能老人进行力所能及的自主劳动，积极进行自我护理，尽量发挥自身在初级和长期养老照护中的优势和能力。有效激发失能老年人自我照顾、自我服务和自我管理的修复能力，通过自助、互助、公助、共助等形式实现失能老人"就地老化"的目标。

照护资源的有效整合。照护资源的不足是当前失能老人长期照护面临的棘手难题，"社区式居家照护服务"[4]可以有效整合从原生家庭、社区日间照料中心到养老机构、各级医院等各类长期照护资源，以社区为平台和依托的资源整合成为增能的预期之一。加快社区、居家照护服务一体化建设需要以社区为平台，整合政府、家庭、老年社会组织、社会养老机构、社区照护中心、商业保险公司等多主体供给力量，坚持多元一体的社会互助共济原则，对不同等级失能老人制订不同的服务方案，保障各层次失能老人的安全看护、日常护理、医

[1] RAY M, BERNARD M, PHILLIPS J. Critical Issues in Social Work with Older people[M]. London: Palgrave Macmillan, 2008.

[2] 李静. 代际互助："成功老化"的模式创新 [J]. 东岳论丛, 2018（5）：61-66.

[3] 曹立前，申屠晨怡. 台湾地区"在地老化"养老模式及其启示 [J]. 中国社会保障, 2018（2）：40-41.

[4] 肖云. 中国失能老人长期照护服务问题研究 [M]. 北京：中国社会科学出版社, 2017：352.

疗康复、精神慰藉、临终关怀等长期照护需求的满足。专业社会工作者对失能老人的失能程度进行评估，轻度失能老人在家享受来自社区服务机构的专项服务，重度失能老人进驻专门护理机构得到专业化护理服务，其他失能老人可以选择社区日间照料机构，服务提供者依据不同的护理级别获得不同的服务费用补偿。❶督促落实新修订的《老年人权益保障法》中"对长期不能自理、经济困难的老年人，地方各级人民政府应当根据其失能程度等情况给予护理补贴"的政策落实到位。

关注生命最后一程。尽管死亡是大部分人不愿提及也很难接受的事情，但是失能老人，尤其是高龄失能老人面对这一情境的概率高了很多，社会工作对生命质量本身及生命远端的关注是其职业特性使然。社会工作者可以为失能老人提供临终关怀服务，减轻老人躯体疼痛感，为患者和家属提供情感支持。开展丧亲辅导服务，帮助家庭成员适应现实，积极面对生活。

（二）科学技术与人文关怀的智慧融合

智慧养老是运用科学技术创新养老服务，本质上强调"以人为本"，即使像智能手环这样的智慧养老产品，也要反馈老人的需求，折射的是人与人间的互动。智慧养老产品和服务的根本属性在于适老，智慧养老产品要对接不同老年群体的需求，在评价和检验产品服务时将老年人的满意度作为首要标准，聚焦、瞄准老年群体多层次、多样化的需求，对智慧养老产品和服务进行多元化设计创新，及时更新换代。简言之，智慧养老产品和服务不能只有技术至上而没有人文关怀，不能只有技术精度而没有人文温度。

失能老人智慧养老的社会工作介入，弥补的恰恰是精准服务的数字鸿沟。社会工作的教育小组、成长小组、支持小组或治疗小组的主要职能就是帮助失

---

❶ 景跃军，李涵，李元.我国失能老人数量及其结构的定量预测分析[J].人口学刊，2017（6）：81-89.

能老人解决问题，依据不同的失能程度和照护需求，结合相应的信息技术和智能养老终端，或者借用群体力量帮助小组成员学习并适应智慧养老模式。社会工作者协调社区养老资源与智能技术平台相匹配，为失能老人提供更具针对性的专业社工服务，不断提高失能老人生活质量。社会工作采取定期入户、深度访谈等方式，了解失能老人的基本情况并建立专业服务档案；坚持个别化、保密原则等专业伦理，评估失能老人的需求；运用优势理论挖掘服务对象的资源，运用理性情绪疗法、叙事治疗、个人中心任务模式等专业方法与技巧，解决失能个体的生活适应和生存质量问题。在服务提供过程中，尤其要把握失能老人生理机能受损或生活不能自理的现实，从方方面面注意说话声音的大小、高低、快慢，通过观察失能老人的反应判断老人的需要与接受程度。为失能老人选择适配的智慧养老产品要考虑失能老人的生理特征和行为习惯，使其能够适应失能老人操作能力、学习能力、接受能力弱的现状，紧贴老人需求进行精准服务。

对于失能老人的需求满足不能"一刀切"、一般化，要兼顾养老服务的种种细节，满足失能老人的个性化、层次化需求。社会工作者通过链接政府、社会、市场的服务资源，整合失能老人、养老机构信息和失能老人的线下需求，为失能老人提供康复护理、保健预防、心理慰藉、临终关怀等高层次的个性化服务，使失能老人在与他人的交往中建立自我认知，消除"无用、拖累"的低自尊感，尽可能满足失能老人在情感需求、尊重需求、自我实现需求等层面的情感、自尊心和价值实现需求。

以老人为本的智慧养老服务强调对长者的尊重和爱护，其以政府为主体，动员社会力量共同承担尊老、敬老、爱老的社会责任，并通过智能养老技术终端构建起互助网络，实现"技术精度"与"人文温度"的协同发展，帮助家庭完成助老、护老、孝老的赡养义务，营造"美美与共"的和谐温暖氛围。

五、养老服务模式优化与社会工作评估的动态耦合

养老服务质量的提升需要及时跟进项目评估，根据评估绩效或评估结果进行项目优化和服务的持续改进，从而动态调整，更好地服务于失能老人，提升服务满意度。

（一）服务至上与项目评估的耦合机理

社会工作评估既具有科学性，又具有艺术性。社会工作评估就是用科学的研究方法对社会服务项目的设计、策划、实施及效果等进行多角度的测量和评价，要求评估者运用科学的方法整理资料、分析资料，并发现社会工作实务之间的内在联系。❶社会工作评估的科学性贯穿于社会工作评估实务的各个环节，社会工作评估的艺术性体现在社会工作评估实务中对于人的价值的观照。

社会工作评估根据服务发展层次和运作逻辑可以分为需求评估、形成性评估、过程评估和结果评估四种类型，与整个社会工作服务项目的开发、运作流程相一致。❷需求评估往往是社会工作服务的前置环节，在提供服务前对服务对象各类需求进行调查分析，评估的目的是发现未得到满足的需求、社会服务的缺口或者社区突出的问题。可以说，需求评估就是为服务方案的设计提供合理性基础。作为工具的需求评估决定着人力、物力、财力等资源的使用和分配，也决定着服务项目的整体规划和发展方向。

形成性评估的重点在于调节或者提升服务，为项目尤其是新项目提供指

❶ 顾东辉.社会工作评估 [M].北京：高等教育出版社，2009：5.

❷ 刘江，张闻达.社会工作评估研究的四种进路——基于我国中文研究文献的系统评价 [J].华东理工大学学报（社会科学版），2020（4）：50-63，100.

导。过程评估要求评估者对项目方案进行操作化处理，重点考察为老服务的提供是否按照项目计划方案执行，以及是否有效执行。描述项目是过程评估的目标之一，要为评价服务表现的强烈感和可信度提供必要数据。过程评估的基本形式有项目监控、质量保证，质量保证的目标是监测并纠正为客户提供服务的过程存在的缺陷。

结果评估可以细分为效果评估和效率评估，良好的效果评估需要评估者根据项目理论找出服务（或干预）与服务结果之间的因果联系，在进行评估时收集整合资料并加以检验，给定一个服务项目结束的服务结论。项目评估是一个可以满足伦理准则的主要手段，形成性评估及过程评估需要适应整体性评估项目[1]（图 8-1）。

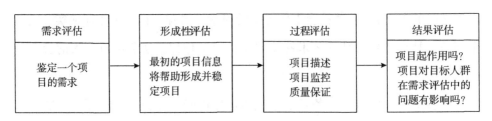

图 8-1　社会工作评估的逻辑

社会工作评估或者社会工作项目评估，根据评估的流程和方法包含前期评估（可评估性评估）、评估计划和评估实施三个方面，[2] 其中可评估性评估是对服务对象的需求进行量化整理，为后续的实务工作和评估进行指标化测量和对比分析。对方案的评估重点在于检查服务计划是否符合服务对象需求，评估服务方案能否满足服务对象需求。也有学者根据政府购买社会服务项目的实践提出项目理论评估，包括确定项目的过程理论（如投入、活动、服务提供、服务

[1] 罗伊斯，赛义，帕吉特.项目评估——循证方法导论 [M].6 版.王海霞，王海洁，译.北京：中国人民大学出版社，2018：130.

[2] 王海萍，许秀娟.我国社会工作干预项目评估流程与方法回顾 [J].社会工作与管理，2018（5）：15-20.

成效等）和影响理论（项目的因果逻辑）。❶

失能老人智慧养老服务实践既需要建立失能老人需求的客观评估体系，也要建立服务成效的监督保障评估体系，运用科学化评估手段进行多样化评估，检验智慧养老服务的具体成效。既要确保服务提供时的质量，也要衡量服务质量是否达到预期效果，在研判服务项目优劣势的基础上总结服务实践经验，不断优化失能老人智慧养老服务模式，及时调整相应服务内容及方式，从而不断提升社会工作在失能老人养老服务中的工作技巧和为老服务质量。同时，还要加强政府评估监管保障体系。在政府购买服务过程和服务项目执行中，通过科学、合理的评估监管有利于保障服务方向不偏航、服务实施高效率、服务质量有保障。具体的评估及跟进工作，既要解决服务对象的实际需要问题，又要回应服务购买方的项目要求，更要进行社会工作服务与管理的专业反思。

（二）评估张力与持续改进的动态效应

应对社区养老服务供给中的能力资源、信息资源、人力资源缺口等问题，探索智能化新型供给方式，建立社区层面的医养融合服务体系，引入老年社会工作专业化服务，满足失能老人多元化的服务需求，整合并优化社区养老服务资源是走出养老服务资源困局的应然选择。失能老人智慧居家养老服务需要社会工作者多方链接整合资源，通过个案心理辅导帮助失能老人克服沟通困难，提升社会交往能力，从而帮助失能老人更好地融入信息社会。专业方法的介入，能够发挥社会工作者引导者和支持者的角色，实现失能老人的技术赋能。无论是社区老人居家养老服务项目、失能老人照护试点服务项目，还是社会工作示范项目，社会工作评估都是不可或缺的项目购买流程环节。为了避免服务效果评估的抽象化，往往将评估指标具体化为一定的标准化数字，实现了评估

---

❶ 刘江. 社会工作服务评估：一个整合的评估模型 [J]. 社会工作与管理，2015（3）：51-56, 99.

形式上的操作化和实际运作的高效率。但是，标准化的评估流程特别容易"见数字""见指标"，导致"看不见服务对象""看不见人"，忽视了服务对象，也忽视了评估专业伦理，社会工作评估的核心价值迷失在养老治理的技术茧房里。失能老人智慧养老模式优化，不仅要更新养老观念、理念和概念，而且社会工作介入后要注重伦理考量、评估生态、人本价值。智能时代的养老治理需要反思过分依赖专家权威和迷信数字的技术治理逻辑，需要在人本主义的立场上，通过服务对象赋权和评估伦理重塑来消弭专业评估张力，完善持续改进的内源动力和转换机理。

社会工作是价值性很强的职业，使命包含着提升服务对象幸福感、促进社会进步等内容。社会工作评估强调通过评估达到以评促建、引导、激励的目的，进而起到提升服务对象生活水平的作用。但在具体评估流程中，程序正义的评估逻辑往往容易忽视服务对象的需求，所以，社会工作评估需要审慎使用程式化的标准，尤其是评估项目的服务对象是失能老人，更需要强调专业知识的灵活运用，根据服务对象的复杂生活情景和个体需求作出理所应当和因人而异的判断和评价。要杜绝评估中管理主义、事本主义、文牍主义、形式主义、工具主义等"评估失灵"现象。❶社会工作服务项目评估强调服务至上，强调服务对象的参与赋权，注重过程评估和结果评估的统一，强化评估伦理对社会工作评估主体和过程的制约作用，从而保证社会工作评估能够朝着公平正义、引导、激励的职业使命迈进。

---

❶ 韩江风.技术治理逻辑下社会工作评估的失灵与优化 [J].理论月刊，2019（12）：143-154.

附录一　图表索引

附录二 高龄 / 失能老人养老需求调查问卷

尊敬的先生 / 女士：您好！为了解高龄与失能老人的养老服务需求，完善养老服务体系，我们组织了本次问卷调查。希望您根据老人的实际情况填写问卷。衷心感谢您的合作！

1. 该问卷由谁填写？［单选题］

（1）老年人本人填写

（2）老人的亲属填写

（3）其他人填写

2. 老人的性别［单选题］

（1）男　　　　　（2）女

3. 老人的年龄［单选题］

（1）60~69岁　　（2）70~79岁

（3）80~89岁　　（4）90岁以上

4. 老人的户口［单选题］

（1）非农业户口　（2）农业户口

5. 老人的婚姻状况［单选题］

（1）已婚有配偶　（2）丧偶

（3）离婚　　　　（4）从未结婚

6. 老人目前的居住情况［单选题］

（1）独居 （2）只与配偶同住

（3）与子女同住 （4）隔代同住

（5）其他

7. 个人月收入水平［单选题］

（1）1000 元以下 （2）1001~3000 元

（3）3001~5000 元 （4）5001 元以上

8. 老人的主要经济来源［多选题］

（1）退休金 （2）子女供养

（3）政府补助 （4）配偶提供

（5）亲友提供 （6）储蓄积蓄

（7）经营性收入 （8）种植业或养殖业收入

（9）政府（集体）救济 （10）其他

9. 老人的经济情况评价［单选题］

（1）非常宽裕 （2）比较宽裕

（3）基本够用 （4）比较困难

（5）非常困难

10. 老人有____个子女［单选题］

（1）0 （2）1 （3）2 （4）3 （5）4 个及以上

11. 老人的健康状况［单选题］

（1）非常好 （2）比较好

（3）一般 （4）比较差

（5）非常差

12. 老人患有慢性病的情况［单选题］

（1）没有患慢性病

（2）患一种慢性病

（3）患两种慢性病

（4）患三种及以上慢性病

13.老人的情绪状况如何？［单选题］

类目	没有	有时	经常
心情总是很好			
觉得孤单			
觉得心里很难过			
觉得日子过得很不错			
觉得不想吃东西			
觉得自己不中用了			
觉得自己没事可做			
觉得生活很有乐趣			
觉得自己没人陪伴			
觉得被人忽略了			
睡眠不好			

14.老人失能程度［单选题］

类目	能够自理	需要他人协助	完全依赖他人
进食			
如厕			
穿衣			
洗澡			
上下楼梯			
室内行走			
洗漱修饰			

15.老人的日常生活主要由谁照料？［单选题］

（1）配偶　　　　　（2）子女

（3）其他亲属　　　（4）医疗护理人员

（5）养老机构人员　　　（6）家政服务人员

（7）其他人

16. 最希望由谁提供照护？［单选题］

（1）配偶　　　　　　　（2）子女

（3）其他亲属　　　　　（4）医疗护理人员

（5）养老机构人员　　　（6）家政服务人员

（7）其他人

17. 老人希望接受照护服务的地点、场所［单选题］

（1）在家里　　　　　　（2）白天在社区晚上回家

（3）在养老机构　　　　（4）视情况而定

18. 老年人接受过以下哪些服务人员提供的服务？［多选题］

（1）社区工作人员　　　（2）社会工作者

（3）志愿者　　　　　　（4）专业护理人员

（5）家政服务人员　　　（6）心理咨询师

（7）其他

19. 您对目前获得的日常照顾是否满意？［单选题］

（1）非常满意　　　　　（2）比较满意

（3）一般　　　　　　　（4）不太满意

（5）非常不满意

20. 老年人需求情况［单选题］

类目	非常需要	比较需要	不太需要	完全不需要
老年人对生活照料的需求				
老年人对康复护理的需求				
老年人对精神慰藉的需求				
老年人对社会交往的需求				
老年人对临终关怀的需求				

21. 以下服务项目中，老年人需要哪些？［多选题］

（1）陪伴聊天　　　　　　　（2）心理咨询

（3）危机干预　　　　　　　（4）临终关怀

（5）心理保健　　　　　　　（6）精神疏通

（7）关系调试　　　　　　　（8）志愿爱心

（9）亲人探望　　　　　　　（10）娱乐爱好

（11）社会交往　　　　　　　（12）坐车出行

（13）陪同看病　　　　　　　（14）老年饭桌

（15）法律援助　　　　　　　（16）上门家务

（17）日常购物　　　　　　　（18）其他 _____

22. 希望每月为长期照护服务所支付费用［单选题］

（1）1000 元以下　　　　　　（2）1000~1999 元

（3）2000~2999 元　　　　　（4）3000~4999 元

（5）5000 元以上

23. 老人是否有智能手机？［单选题］

（1）有　　　　　　　　　　（2）没有（请跳至第 26 题）

24. 老人能自己操作智能手机吗？［单选题］

（1）可以熟练操作　　　　　（2）会一些简单的功能

（3）不会操作

25. 老人使用智能手机主要用于［多选题］

（1）打电话　　　　　　　　（2）视频聊天

（3）网上购物　　　　　　　（4）浏览信息

（5）刷短视频　　　　　　　（6）网上就医

（7）手机银行　　　　　　　（8）其他

26. 您是否听说过智慧养老？［单选题］

（1）听说过 （2）没听说过（请跳至问卷末尾，结束调查）

27. 是否愿意购买智慧养老产品？［单选题］

（1）愿意 （2）不愿意

28. 是否愿意接受智慧养老服务？［单选题］

（1）愿意 （2）不愿意

29. 希望通过以下哪些途径获得智慧养老服务？［多选题］

（1）智能养老 App （2）养老服务热线

（3）智能家居产品 （4）微信公众号或小程序

（5）其他 _____

30. 你对目前的智慧养老产品和服务主要的顾虑？［多选题］

（1）服务质量不好 （2）操作复杂

（3）不安全 （4）结算不方便

（5）价格太贵 （6）其他

附录三 失能老人养老访谈提纲

1.您觉得您和老伴／子女的关系如何？失能前后老伴／子女态度是否发生转变？老伴／子女对您的照顾怎么样？

2.您多长时间下一次楼？怎样下去？家里有应急设备吗？

3.您觉得日子过得怎么样？能接受现状吗？承担得起现在的费用支出吗？

4.平时家里的家务怎么办？自己能够自理的范围有多大？

5.平时去医院怎么去？远不远？是否需要长期用药或使用辅助器材？谁承担开销？

6.平时情绪如何？是否觉得孤独？家人是否有所开导，如何开导？是否看过心理医生，或拨打为老服务热线，或找亲朋好友倾诉，或找社会工作者寻求帮助？

7.是否接受过社区服务中心、虚拟养老院等的帮助？是否建立失能档案？是否接受过志愿者的服务，怎么看？

8.身体跟以前比怎么样？生活上最需要别人哪些方面的照顾？对日后生活的期待怎样？

9.是否有聘请保姆、护工或者去养老机构（养老院、敬老院、老年公寓）的打算？是否了解这些养老机构？家里人支持吗？

10.平时有什么兴趣爱好？家里人支持吗？参加过哪些活动？

11. 平时都有哪些交往？原有单位领导或朋友是否前来探望？和其他老人关系如何？

12.（照顾者）您自己感觉怎么样？感受如何？最大的困难在哪里？以后有怎样的打算？

13.（社区工作者）你们有专门的为老服务项目吗？您了解社区的失能老人现状吗？您觉得社区居家养老服务最大的困难是什么？智慧养老服务您了解吗？怎么看？

附录四　C虚拟养老院服务内容及标准

生活照料类

服务项目	价格	服务范围	服务标准
到店理发	10元/次	洗发、理发、剃须	尊重老人意愿，头发干净、平整，面部无胡须
上门理发	25元/次	洗发、理发、剃须	尊重老人意愿，头发干净、平整，面部无胡须
代购生活用品	5元/小时	代购日用品、粮油、蔬菜	符合老人要求
清洗衣服（机洗）	10元/小时	除贴身衣物以外，适用于水洗的衣物	衣物无污渍
清洗衣服（手洗）	30元/小时	除贴身衣物以外，适用于水洗的衣物	衣物无污渍

饮食服务类

服务项目	价格	服务范围	服务标准
虚拟养老餐厅午餐	6元/份	按照虚拟养老餐厅每日食谱，提供一荤两素一饭一汤的营养套餐	饭菜可口，营养卫生
上门烧菜做饭（一）	15元/小时	午餐、晚餐。原料购买、清洗、制作，餐后整理	尊重老人饮食习惯，原料搭配合理，操作过程符合卫生标准
上门烧菜做饭（二）	450元/月	午餐或晚餐任选一顿。原料购买、制作	尊重老人饮食习惯，原料搭配合理，操作过程符合卫生标准
上门烧菜做饭（三）	600元/月	午餐或晚餐任选一顿。原料购买、制作	尊重老人饮食习惯，原料搭配合理，操作过程符合卫生标准
上门烧菜做饭（四）	900元/月	午餐和晚餐的制作。原料购买、清洗、制作	尊重老人饮食习惯，原料搭配合理，操作过程符合卫生标准

保健康复类

服务项目	价格	服务范围	服务标准
全身保健按摩	160 分钟	有调节内分泌、消除疲劳、改善睡眠、调理亚健康状态等功效，有助于提高免疫力、预防疾病、增强体质、延年益寿	90 元
中药足疗	90 分钟	结合中医全息论和经络学，通过中药足浴和足心按摩，刺激调理脏腑、疏通经络、加快新陈代谢、消除疲劳，有助于调节亚健康及气血循环，对失眠、神经衰弱、高血压、偏瘫、糖尿病等疾病有缓解和辅助治疗作用	100 元
中药熏蒸	30 分钟	通过中药外敷，达到疏通经络，调整气血，恢复机体内部各脏腑的生理功能，对病患起到缓解和辅助治疗的作用	30 元
拔罐	20 分钟	有平衡阴阳、疏通经络、祛瘀活血、消肿止痛、排毒泻火、祛湿除寒的功效，有助于消除疲劳、增强体质	10 元
走罐	20 分钟	有平衡阴阳、疏通经络、祛瘀活血、消肿止痛、排毒泻火、祛湿除寒的功效，有助于消除疲劳、增强体质	20 元
刮痧	30 分钟	通过对皮肤特定部位的刮拭，畅通血脉，促进新陈代谢，起到调节阴阳、活血化瘀、清热消肿、祛痰解痉、软坚散结、扶正祛邪、排除毒素的功效，有助于增强体质，提高免疫力	15 元
烤电	30 分钟	通过中药外敷，达到疏通经络，调整气血，恢复机体内部各脏腑的生理功能，对病患起到缓解和辅助治疗的作用	10 元
热敷	30 分钟	通过中频仪中频电流开展电疗、磁疗、热疗，有镇痛、消炎、软化瘢痕等作用，适用于神经炎、颈椎病、腰椎间盘突出、慢性关节炎等症状	20 元
中频仪理疗	60 分钟	通过中频仪中频电流开展电疗、磁疗、热疗，有镇痛、消炎、软化瘢痕等作用，适用于神经炎、颈椎病、腰椎间盘突出、慢性关节炎等症状	30 元
石疗	60 分钟	通过不同温度石头的冷热敷，促进血液循环、放松肌肉、提高身体的免疫能力	30 元
蜡疗	60 分钟	通过加热的蜡敷患部，促进血液循环、消除炎症、镇痛，消除肿胀、加深温热作用、松解粘连，软化瘢痕，适用于扭挫伤、慢性疲劳等症状	60 元
艾灸	60 分钟	运用艾绒或其他药物在体表的穴位上烧灼、温熨，借灸火的热力以及药物的作用，通过经络的传导，以起到温通气血、扶正祛邪，达到防治疾病的作用	30 元
火疗	90 分钟	火疗是传统中医火灸疗法的简称，是通过体表高温刺激、药物皮肤渗透的方式，将药物直接作用于病灶的理疗方式，对颈腰椎病、妇科病、骨关节病等病症有缓解作用	100 元

日常陪护类

服务项目	价格	服务范围	服务标准
陪护（一级）	20元	陪同老人聊天、购物、就医、散步	尊重老人意愿
陪护（二级）	40元	陪同老人聊天、休息	尊重老人意愿
陪护（二级）	90元	照顾老人起居，协助进行自身清洁；帮助老人进食、饮水、功能锻炼；护送、协助老人进行检查、理疗、治疗康复活动	尊重老人意愿，老人自身清洁
陪护（二级）	100元	照顾老人起居，协助进行自身清洁；帮助老人进食、饮水、功能锻炼；护送、协助老人进行检查、理疗、治疗康复活动	尊重老人意愿，老人自身清洁
陪护（二级）	130元	照顾老人起居，协助进行自身清洁；帮助老人进食、饮水、功能锻炼；护送、协助老人进行检查、理疗、治疗康复活动	尊重老人意愿，老人自身清洁
陪护（三级）	120元	照顾老人起居，协助进行自身清洁；负责老人午餐制作，协助老人进食、饮水；协助老人大小便、翻身、功能锻炼；护送、协助老人进行检查、理疗、治疗康复活动；负责清洗、消毒老人衣物，清洁消毒老人的脸盆、茶具、痰盂、便盆等生活用具；及时将病人的有关情况告知护士或医生	老人自身清洁，身体无褥疮；生活用具清洁、消毒，无残留物；病人情况向医院反映及时，无耽误
陪护（三级）	150元	照顾老人起居，协助进行自身清洁；协助老人进食、饮水；协助老人大小便、翻身、功能锻炼；护送、协助老人进行检查、理疗、治疗康复活动；负责清洗、消毒老人衣物，清洁消毒老人的脸盆、茶具、痰盂、便盆等生活用具；及时将病人的有关情况告知护士或医生	老人自身清洁，身体无褥疮；生活用具清洁、消毒，无残留物；病人情况向医院反映及时，无耽误

家政便民类

服务项目	价格	服务范围	服务标准
清洗炉盘	25元	炉盘外表的清洁及拆卸、安装	炉盘外表无油腻
清洗换气扇	20元	风扇叶轮、内外壁的清洁及拆卸、安装	风扇叶轮、内外壁无油腻
清洗油烟机（中式）	50元	外壁、风扇叶轮、油盒的清洁及拆卸、安装	外壁、风扇叶轮、油盒无油腻

续表

服务项目	价格	服务范围	服务标准
清洗油烟机（欧式）	70元	外壁、风扇叶轮、油盒的清洁及拆卸、安装	外壁、风扇叶轮、油盒无油腻
厨房保洁	5m² 以下 60 元起超出 5 元 /m²	厨房地面、墙面、窗面、台面清洁	用专业清洁用品可以擦除。地面、墙面、窗面、台面无油腻。面积需现场丈量
卫生间保洁	5m² 以下 50 元起超出 5 元 /m²	卫生间地面、墙面、窗面、洁具清洁	地面、墙面、窗面无污垢，卫生间无异味。面积需现场丈量
家庭日常保洁（一）	20 元 / 小时	除厨房、卫生间以外的地面的清扫、拖拭，墙面掸拭、普通家具表面擦拭。机洗衣物、被单	地面无垃圾，墙面无灰尘，家具无积尘。衣物、被单洁净
家庭日常保洁（二）	80 元 / 月	除厨房、卫生间以外的地面的清扫、拖拭，墙面掸拭、普通家具表面擦拭。机洗衣物、被单	地面无垃圾，墙面无灰尘，家具无积尘。衣物、被单洁净
家庭日常保洁（三）	200 元 / 月	除厨房、卫生间以外的地面的清扫、拖拭，墙面掸拭、普通家具表面擦拭。机洗衣物、被单	地面无垃圾，墙面无灰尘，家具无积尘。衣物、被单洁净
钟点工	20 元 / 小时	1.家庭日常保洁（除厨房、卫生间以外的地面的清扫、拖拭，墙面掸拭、普通家具表面擦拭。机洗衣物、被单）2.烧菜做饭（午餐、晚餐。原料购买、清洗、制作）	1.地面无垃圾，墙面无灰尘，家具无积尘。衣物、被单洁净2.尊重老人饮食习惯，原料搭配合理，操作过程符合卫生标准
擦玻璃（单层）	4 元 /m²	玻璃、窗框、窗纱、内外窗台的清洁及现场的清洁	玻璃、窗框无污渍、水渍，窗纱无尘土，窗台无污渍、尘土。现场整洁。以窗框面积为准，面积需丈量
擦玻璃（双层）	5 元 /m²	玻璃、窗框、窗纱、内外窗台的清洁及现场的清洁	玻璃、窗框无污渍、水渍，窗纱无尘土，窗台无污渍、尘土。现场整洁。以窗框面积为准，面积需丈量
皮沙发护养	200 元 / 组（3、1、1）	沙发表面清洁、养护	沙发表面无积土、污渍、异味，皮质有光泽

服务项目	价格	服务范围	服务标准
布艺沙发护养	130元/套（3、2、1）	沙发表面清洁	沙发表面无积土、污渍、异味
地毯清洗（纯毛）	50元/m²	地毯双面清洗	地毯无积土、茶渍、油印，无异味。面积需丈量
地毯清洗（化纤）	15元/m²	地毯双面清洗	地毯无积土、茶渍、油印，无异味。面积需丈量
壁纸清洗	6元/m²	壁纸清洗	壁纸无积土、污渍、异味，表面有光泽。面积需丈量
木地板打蜡	5元/m²	木地板清洗、打蜡	地板无积土、污渍、异味，表面有光泽。面积需丈量
石材打蜡	10元/m²	石材清洗、抛光、打蜡、镜面处理	石材无积土、污渍、异味，表面有光泽。面积需丈量
修门换锁	30元/次	门板、合页维修，锁具维修、更换	门板开启、闭合正常，锁具使用正常
安装插座开关	10元/次	插座开关的安装以及现场清洁	插座开关可正常使用
家用电路故障检查维修	50元/次（视现场情况）	家用电路故障查找、修理	电路正常，无漏电
上水管维修	30元/次（视现场情况）	上水故障排除，水管堵漏	上水管通畅，无漏水
上水管改造	35元/m²（视现场情况）	水路改造	上水管通畅，无漏水
水龙头安装与维修	20元/个	水龙头的维修与更换	水龙头通畅，无漏水
水表更换安装	30元/次（视现场情况）	水表的拆卸、安装	水表正常工作，无漏水
地漏安装	50元/次（视现场情况）	地漏安装及现场清洁	地漏通畅
蹲坑改坐便器	1500元/次	蹲便器拆除，坐便器安装及现场清洁	便器通畅，无漏水
普通水暖维修	50元/次（视现场情况）	暖气故障排除，渗水、漏水维修，排气阀更换	水暖使用正常，无漏水

续表

服务项目	价格	服务范围	服务标准
下水管疏通	50元/次（视现场情况）	下水管故障排除及现场清理	下水管通畅
墙面粉刷	12元/m²	旧墙面铲除，墙表面、磨面及缝隙填补，墙面刮腻、磨平，粉刷墙面两次	墙面平整
装修后整体保洁	10元/m²	起居室、厨房、卫生间地面、墙面、窗面清洁	地面、墙面、窗面无积尘、无漆点、无水泥渍、无胶渍。面积按建筑面积计算

家电维修类

服务项目	价格		服务范围	服务标准
小家电	豆浆机			故障查找、修理（配件收费标准根据不同材料价格收费不等）
	电器压力锅			
	电饭煲			
	电饭锅			
	电磁炉		35元/次（视现场情况）	
	电热水器			
	燃气热水器			
	燃气灶			
	烧水壶			
	抽油烟机			
	EVD音响			
大家电	冰箱清洗保养			故障查找、修理（配件收费标准根据不同材料价格收费不等）
	洗衣机		50元/次（到店维修）	
	空调		55元/次（上门维修）（视现场情况）	
	大家电			
	电视机			
	壁挂炉			

续表

服务项目	价格	服务范围	服务标准
挂式空调清洗保养	30元	空调室内机的过滤网、蒸发器、冷凝器的清洗、消毒，机体内外的清洁保养	过滤网、蒸发器、冷凝器无灰尘、无菌、无堵塞，机体洁净，出风后空气清新
立式空调清洗保养	50元	空调室内机的过滤网、蒸发器、冷凝器的清洗、消毒，机体内外的清洁保养	过滤网、蒸发器、冷凝器无灰尘、无菌、无堵塞，机体洁净，出风后空气清新
洗衣机清洗保养	90元	清洗内筒水垢、洗衣粉的游离物、衣物的纤维素、人体的有机物及衣物带入的灰尘与细菌，洗衣机外桶壁的清洁保养	桶内无水垢、无灰尘，无菌，机筒外壁洁净
冰箱清洗保养（200L以下）	80元	冰箱冷藏室内的搁架、果蔬盒、瓶框、照明灯、温控器及内胆的清洗。杀菌。冷冻室搁架、抽屉及内胆的清洗、杀菌、冰箱外壳和门体清洗保养	冰箱内胆及组件洁净无菌，无异味、无霜、无冰，冰箱外壳和门体洁净
冰箱清洗保养（200L～500L）	100元	冰箱冷藏室内的搁架、果蔬盒、瓶框、照明灯、温控器及内胆的清洗，杀菌。冷冻室搁架、抽屉及内胆的清洗、杀菌、冰箱外壳和门体清洗保养	冰箱内胆及组件洁净无菌，无异味、无霜、无冰，冰箱外壳和门体洁净
冰箱清洗保养（500L以上）	160元	冰箱冷藏室内的搁架、果蔬盒、瓶框、照明灯、温控器及内胆的清洗，杀菌。冷冻室搁架、抽屉及内胆的清洗，杀菌、冰箱外壳和门体清洗保养	冰箱内胆及组件洁净无菌，无异味、无霜、无冰，冰箱外壳和门体洁净

卫生医疗类

项目名称	项目内容	计价单位	服务价	业务范围
挂号	平诊挂号费	次	免费	社区定点卫生医疗机构
	急诊挂号费	次	免费	社区定点卫生医疗机构

续表

项目名称	项目内容	计价单位	服务价	业务范围
诊查	普通门诊诊查费	次	免费	社区定点卫生医疗机构
	住院医师诊查费	次	免费	社区定点卫生医疗机构
	主治医师诊查费	次	免费	社区定点卫生医疗机构
	副主治医师门诊诊查费	次	免费	社区定点卫生医疗机构
	主任医师门诊诊查费	次	免费	社区定点卫生医疗机构
	知名专家门诊诊查费	次	免费	社区定点卫生医疗机构
氧气吸入	氧气吸入	小时	2.5	社区定点卫生医疗机构
	持续吸氧	日	25	社区定点卫生医疗机构
注射	肌肉注射	次	2	社区定点卫生医疗机构
	皮下注射	次	2	社区定点卫生医疗机构
	皮内注射	次	2	社区定点卫生医疗机构
	静脉注射	次	2.5	社区定点卫生医疗机构
	静脉采血	次	2.5	社区定点卫生医疗机构
	静脉输液	次	3.5	社区定点卫生医疗机构
	静脉输液（超过一组）加收	组	0.5	社区定点卫生医疗机构
清创缝合	大清创缝合	次	45	社区定点卫生医疗机构
	中清创缝合	次	27	社区定点卫生医疗机构
	小清创缝合	次	13.5	社区定点卫生医疗机构
换药	特大换药	次	22.5	社区定点卫生医疗机构
	大换药	次	9	社区定点卫生医疗机构
	中换药	次	4.5	社区定点卫生医疗机构
	小换药	次	2	社区定点卫生医疗机构
	门诊拆线	次	2.5	社区定点卫生医疗机构
物理降温	一般物理降温	次	2.5	社区定点卫生医疗机构
	特殊物理降温	次	5.5	社区定点卫生医疗机构
雾化吸入	超声雾化吸入	次	2	社区定点卫生医疗机构

文化娱乐类

序号	项目	服务费	承接人	备注
1	生日、节日祝贺	免费	坐席人员	集体活动可根据实际情况而定
2	组织老人参加健身活动	免费	加盟企业服务人员	集体活动可根据实际情况而定

心理咨询类

序号	项目	服务费	承接人	备注
1	心理咨询	免费	国家注册二级、三级心理咨询师	略
2	心理治疗	免费	国家注册二级、三级心理咨询师	略
3	老年人咨询范围			
	（1）老年人孤独寂寞心理	免费	国家注册二级、三级心理咨询师	略
	（2）老年人焦虑恐惧心理	免费	国家注册二级、三级心理咨询师	略
	（3）老年人固执心理	免费	国家注册二级、三级心理咨询师	略
	（4）老年人自尊心理	免费	国家注册二级、三级心理咨询师	略
	（5）老年人悲观心理	免费	国家注册二级、三级心理咨询师	略
	（6）老年人依赖心理	免费	国家注册二级、三级心理咨询师	略
	（7）老年人抗药心理	免费	国家注册二级、三级心理咨询师	略
	（8）老年人恐惧衰老症	免费	国家注册二级、三级心理咨询师	略
	（9）离退休综合征等	免费	国家注册二级、三级心理咨询师	略
	（10）心理调节	免费	国家注册二级、三级心理咨询师	略

法律咨询类

序号	项目	服务费	承接人	备注
1	法律援助	视情况而定	法律援助中心	对符合免费援助条件的老人实行免费服务，中心进行监督
2	法律咨询	免费	法律援助中心	根据老人要求提供服务

参考文献

一、中文著作

[1] 北京大学国家治理研究院国家治理与老龄产业政策研究课题组.解密 CCRC 中国养老社区经典案例模式解析 [M].北京：中国建筑工业出版社，2019.

[2] 卞国凤.老年社会工作方法与实务 [M].2 版.北京：北京师范大学出版社，2021.

[3] 曹信邦.中国失能老人长期照护多元主体融合研究——基于财务供给的视角 [M].北京：社会科学文献出版社，2020.

[4] 曹煜玲.多层次精准化城市养老服务体系研究 [M].北京：经济科学出版社，2018.

[5] 陈虹霖，安宁，黄延焱，等.社会工作视野下的适老科技 [M].北京：科学出版社，龙门书局，2021.

[6] 陈宁.失能老人照料贫困：现状、致因与对策 [M].北京：社会科学文献出版社，2021.

[7] 陈燕祯.老人福利服务理论与实务 [M].上海：华东理工大学出版社，2018.

[8] 陈志峰，刘俊秋，王臣昊.智慧养老探索与实践 [M].北京：人民邮电出版社，2016.

[9] 程新峰.老年人社会隔离与健康老龄化 [M].北京：社会科学文献出版社，2021.

[10] 党俊武.中国城乡老年人生活状况调查报告 [M].北京：社会科学文献出版社，2018.

[11] 党俊武，李晶.中国老年人生活质量发展报告 [M].北京：社会科学文献出版社，2019.

[12] 丁志宏.中国高龄老人健康状况及其支持研究 [M].北京：中国人口出版社，2019.

[13] 杜娟.城市失能老人家庭照料与社区支持——基于北京市东城区的实证研究 [M].北京：科学出版社，2017.

[14] 杜鹏 . 回顾与展望：中国老人养老方式研究 [M]. 北京：团结出版社，2016.

[15] 范明林，马丹丹 . 老化与挑战：老年社会工作案例研究 [M]. 上海：华东理工大学出版社，2017.

[16] 冯喜良，周明明 . 北京居家养老发展报告 [M]. 北京：社会科学文献出版社，2016.

[17] 高文珺，何祎金，朱迪，等 . 中老年社会心态与互联网生活 [M]. 北京：社会科学文献出版社，2019.

[18] 顾东辉 . 社会工作评估 [M]. 北京：高等教育出版社，2009.

[19] 郭伟和 . 转型社会工作：议题、理论与实践 [M]. 北京：社会科学文献出版社，2021.

[20] 国家信息中心经济预测部，加拿大养老基金投资公司 . 人口老龄化背景下的养老服务业发展研究 [M]. 北京：社会科学文献出版社，2019.

[21] 国家应对人口老龄化战略研究总课题组 . 国家应对人口老龄化战略研究总报告 [M]. 北京：华龄出版社，2014.

[22] 郝耀，楼玮群，何志娟 . 老年友好型社区建设与社会工作服务：研究与实践 [M]. 北京：中国社会出版社，2021.

[23] 何文炯，等 . 中国老龄社会的社会支持体系研究 [M]. 北京：科学出版社，龙门书局，2021.

[24] 扈秀海 . 大国养老——越来越多的老年人将如何安置？ [M]. 北京：人民日报出版社，2019.

[25] 黄石松 . 养老服务体系建设——北京的探索与实践 [M]. 北京：中国社会科学出版社，2019.

[26] 金新政，尹剑，王斌 . 智慧养老 [M]. 北京：科学出版社，2019.

[27] 鞠梅，唐健 . 社会化养老模式新探 [M]. 北京：科学出版社，2019.

[28] 老龄文明智库 . 老龄文明蓝皮书 2022[M]. 南京：江苏人民出版社，2023.

[29] 李国珍 . 老年社会工作 [M]. 武汉：华中科技大学出版社，2022.

[30] 李金娟 . 北京市社区养老照顾专业化资源配置研究 [M]. 北京：知识产权出版社，2019.

[31] 李璐，等 . "十四五"老龄事业和产业发展规划研究 [M]. 北京：中国社会科学出版社，2021.

[32] 李俏 . 代际共融：积极应对人口老龄化 [M]. 北京：社会科学文献出版社，2022.

[33] 李永萍 . 老年人危机与家庭秩序：家庭转型中的资源、政治与伦理 [M]. 北京：社会科

学文献出版社，2018.

[34] 李翌萱 . 从需求到权利——中国老年人社会参与研究 [M]. 北京：社会科学文献出版社，
2017.

[35] 刘妮娜 . 互助型社会养老：乡土模式的理论与实践 [M]. 北京：社会科学文献出版社，
2020.

[36] 刘妮娜 . 互助养老 [M]. 北京：华龄出版社，2021.

[37] 刘维林 . 中国老龄化社会 20 年：成就 · 挑战与展望 [M]. 北京：人民出版社，2021.

[38] 刘远立 . 中国老年健康研究报告（2018）[M]. 北京：社会科学文献出版社，2019.

[39] 卢守亭，贾金玲，等 . 人口老龄化与养老服务体系建设：来自河南省的调查分析 [M].
北京：社会科学文献出版社，2018.

[40] 吕晓莉 . 中国城乡失能老人长期照料需求比较研究 [M]. 北京：中国社会科学出版社，
2016.

[41] 毛靖，耿力 . 中国健康老龄化的趋势与策略 [M]. 武汉：华中科技大学出版社，2020.

[42] 梅陈玉婵，林一星，齐铱 . 老年社会工作：从理论到实践 [M]. 2 版 . 上海：格致出版社，
上海人民出版社，2017.

[43] 梅陈玉婵，南希 · 莫罗 - 豪厄尔，杜鹏 . 老有所为在全球的发展——实证、实践与实策
[M]. 北京：北京大学出版社，2012.

[44] 潘芳，官锐园 . 老年心理健康评定量表汇编 [M]. 济南：山东大学出版社，2021.

[45] 彭希哲，等 . 应对老龄社会的基础科学问题 [M]. 北京：科学出版社，龙门书局，2021.

[46] 秦秀兰 . 认知老化的理论与实务 [M]. 台北：扬智文化事业股份有限公司，2012.

[47] 田兰宁 . 老年人能力评估基础操作指南 [M]. 北京：中国社会出版社，2016.

[48] 童峰 . 基于循证实践方法的老年人口健康干预研究 [M]. 成都：西南财经大学出版社，
2016.

[49] 仝利民 . 老年社会工作 [M]. 上海：华东理工大学出版社，2006.

[50] 童敏 . 社会工作理论——历史环境下社会服务实践者的声音和智慧 [M]. 北京：社会科
学文献出版社，2019.

[51] 王杰 . 我的晚年谁做主：智慧时代的科学养老 [M]. 北京：清华大学出版社，2020.

[52] 王俊 . 老年人健康的跨学科研究——从自然科学到社会科学 [M]. 北京：北京大学出版
社，2011.

[53] 王伟进，等 . 中国社区养老的实践探索与整合发展路径 [M]. 北京：社会科学文献出版社，2019.

[54] 汪泳 . 社区居家养老服务供给侧改革的实践与创新 [M]. 北京：人民邮电出版社，2019.

[55] 邬沧萍，杜鹏 . 老龄社会与和谐社会 [M]. 北京：中国人口出版社，2012.

[56] 邬沧萍，姜向群 . 老年学概论 [M].3 版 . 北京：中国人民大学出版社，2015.

[57] 吴玉韶 . 中国老龄事业发展报告 [M]. 北京：社会科学文献出版社，2013.

[58] 西南交通大学国际老龄科学研究院 . 中国大中城市健康老龄化指数报告（2021—2022）：聚焦年龄友好城市 [M]. 北京：社会科学文献出版社，2022.

[59] 肖云 . 中国失能老人长期照护服务问题研究 [M]. 北京：中国社会科学出版社，2017.

[60] 杨一帆，张雪永，陈杰，等 . 中国大中城市健康老龄化指数报告 [M]. 北京：社会科学文献出版社，2020.

[61] 易鹏，梁春晓 . 老龄社会研究报告：大转折：从年轻社会到老龄社会 [M]. 北京：社会科学文献出版社，2019.

[62] 易鹏，徐永光 . 老龄社会发展报告（2022）：社会力量参与养老服务供给研究 [M]. 北京：社会科学文献出版社，2023.

[63] 应佐萍，桑轶菲 . "互联网 +" 背景下智慧养老研究 [M]. 大连：东北财经大学出版社，2019.

[64] 曾毅，等 . 中国健康老龄影响因素与有效干预基础科学问题研究 [M]. 北京：科学出版社，龙门书局，2021.

[65] 张翠娥 . 家庭社会工作 [M]. 北京：中国人民大学出版社，2016.

[66] 张荣，赵崇平 . "互联网 +" 居家养老体系建设研究 [M]. 北京：光明日报出版社，2019.

[67] 张文娟 . 老龄工作管理 [M]. 北京：中国人民大学出版社，2017.

[68] 张旭升 . 政府购买居家养老服务参与主体的行动逻辑研究 [M]. 北京：中国社会科学出版社，2016.

[69] 张盈华 . 老年长期照护：制度选择与国际比较 [M]. 北京：经济管理出版社，2015.

[70] 张运平，黄河 . 智慧养老实践 [M]. 北京：人民邮电出版社，2020.

[71] 翟振武，陈卫，张文娟，等 . 中国老龄社会的特征、规律与前景研究 [M]. 北京：科学

出版社，龙门书局，2021.

[72] 翟振武，杜鹏，张文娟，等 . 中国老龄社会的数据、事实与分析 [M]. 北京：科学出版
社，龙门书局，2021.

[73] 赵芳 . 社会工作伦理理论与实务 [M]. 北京：社会科学文献出版社，2016.

[74] 赵学慧 . 老年社会工作理论与实务 [M]. 北京：北京大学出版社，2013.

[75] 周博，王维，郑文霞 . 特色养老——世界养老项目建设解析 [M]. 南京：江苏凤凰科学
技术出版社，2016.

[76] 周博，王维，郑文霞 . 回归社区——世界养老项目建设解析 [M]. 南京：江苏凤凰科学
技术出版社，2016.

[77] 周红云 . 协同视角下居家养老服务体系建设研究 [M]. 北京：中国社会科学出版社，
2018.

[78] 朱浩 . 城市社区养老服务递送机制研究：以杭州市为例 [M]. 北京：中央编译出版社，
2017.

[79] 朱勇 . 中国智能养老产业发展报告 [M]. 北京：社会科学文献出版社，2018.

[80] 朱媛媛，阎安 . 老年社会工作 [M]. 北京：中国社会出版社，2022.

[81] 左美云 . 智慧养老：内涵与模式 [M]. 北京：清华大学出版社，2018.

[82] 左美云 . 智慧养老：服务与运营 [M]. 北京：清华大学出版社，2022.

二、中文译著

[1] 罗伊斯，赛义，帕吉特 . 项目评估——循证方法导论 [M].6 版 . 王海霞，王海洁，译 . 北
京：中国人民大学出版社，2018.

[2] 赫普沃思，鲁尼，等 . 社会工作直接实践：理论与技巧 [M].7 版 . 何雪松，余潇，译 . 上
海：格致出版社，上海人民出版社，2015.

[3] 穆迪，萨瑟 . 老龄化 [M]. 陈玉洪，李筱媛，译 . 南京：江苏人民出版社，2018.

[4] 景天魁，库恩勒，潘屹，等 . 老龄福利与社会政策——中国与北欧国家的比较研究 [M].
胡艳红，译 . 武汉：华中科技大学出版社，2022.

[5] 麦金尼斯 – 迪特里克 . 老年社会工作：生理、心理及社会方面的评估与干预 [M].2 版 . 隋

玉杰，译 . 北京：中国人民大学出版社，2008.

[6]　伍德赛德，麦克拉姆 . 社会工作个案管理——社会服务传输方法 [M].4 版 . 隋玉杰，等，
译 . 北京：中国人民大学出版社，2014.

[7]　渥兹涅克 . 老年社会政策的新视野 [M]. 陈昀，译 . 北京：社会科学文献出版社，2019.

三、中文论文

[1]　柴效武 . 养老资源探析 [J]. 人口学刊，2005（2）.

[2]　常红霞，杜娟，马秀华 . 重度失能老人对社区卫生服务需求的调查分析 [J]. 中国社会医
学杂志，2018（3）.

[3]　陈航，韩文龙 . 以人民为中心的养老模式创新：以智慧养老为例 [J]. 改革与战略，2018
（9）.

[4]　陈虹霖，吴晓薇 . 适老化科技的社会工作回应 [J]. 社会工作，2019（1）.

[5]　陈莉，卢芹，乔菁菁 . 智慧社区养老服务体系构建研究 [J]. 人口学刊，2016（3）.

[6]　陈娜，袁妮 . 增能视阈下失能老人机构养老的社会工作介入探讨 [J]. 中国老年学杂志，
2018（2）.

[7]　陈伟 . 长期照护制度中失能老人的"需求导向型供给侧改革"研究 [J]. 学习与实践，
2018（1）.

[8]　陈为智 . 当前社区居家养老服务中的关键问题反思及前瞻 [J]. 西北人口，2016（3）.

[9]　陈显友 . 失能老人长期照护服务的社会支持对主观幸福感的影响——基于应对方式的
调节作用 [J]. 社会科学家，2021（12）.

[10]　陈岩燕，陈虹霖 . 需求与使用的悬殊：对社区居家养老服务递送的反思 [J]. 浙江学刊，
2017（2）.

[11]　程令伟，王瑜 . 农村失能老人"自我维持型"照护困境与应对路径 [J]. 华中农业大学学
报（社会科学版），2021（6）.

[12]　崔树义，杨素雯，田杨 . 供需视角下社区居家养老服务提质增效研究——基于山东省
1200 名老年人的调查 [J]. 山东社会科学，2020（9）.

[13]　董晓英 . "积极老龄化"政策下的社区居家养老与社会支持网络——基于山西省长治市
老年人居家养老的社会支持调查 [J]. 吉首大学学报（社会科学版），2017（S2）.

[14] 邓大松，李玉娇 . 失能老人长照服务体系构建与政策精准整合 [J]. 西北大学学报（哲学社会科学版），2017（6）.

[15] 杜春林，臧璐衡 . 从"碎片化运作"到"整体性治理"：智慧养老服务供给的路径创新研究 [J]. 学习与实践，2020（7）.

[16] 杜娟 .NEC："智慧养老"推进养老行业标准化 [J].WTO 经济导刊，2013（5）.

[17] 杜娟，钱晨光，徐薇，等 . 北京市某城区失能老人家庭照顾者的抑郁情绪现况调查 [J]. 中国心理卫生杂志，2014（7）.

[18] 杜鹏 . 建立符合中国基本国情的老年照护制度 [J]. 社会建设，2017（1）.

[19] 付舒，韦兵 . 合理存在与认同危机：社区养老模式发展困境及出路 [J]. 社会科学战线，2018（7）.

[20] 高业兰，杨玉佩 . 失能老人主要照顾者负担及影响因素 [J]. 中国老年学杂志，2020（22）.

[21] 龚俊杰 . 医养结合社区居家养老模式 [J]. 中国老年学杂志，2020（8）.

[22] 郭延通，郝勇 . 失能与非失能老人社区养老服务需求比较研究——以上海市为例 [J]. 社会保障研究，2016（4）.

[23] 海龙 . 我国失能老人护理补贴政策的特征刻画与治理策略 [J]. 湖南社会科学，2022（1）.

[24] 韩江风 . 技术治理逻辑下社会工作评估的失灵与优化 [J]. 理论月刊，2019（12）.

[25] 韩志明，李春生 . 城市治理的清晰性及其技术逻辑——以智慧治理为中心的分析 [J]. 探索，2019（6）.

[26] 郝丽，张伟健 . 基于大数据的"医疗—养老—保险"一体化智慧社区养老模式构建 [J]. 中国老年学杂志，2017（1）.

[27] 郝晓宁，薄涛，刘建春，等 . 北京市失能老人照料现状及需求影响因素研究 [J]. 中国卫生经济，2015（8）.

[28] 何文炯，杨一心 . 失能老人照护服务补助制度研究 [J]. 社会政策研究，2020（2）.

[29] 胡雅萍，王秋云 . 智慧养老政策的主题演变与特征分析——基于长三角省级政府政策文本 [J]. 人口与社会，2022（4）.

[30] 胡扬名，刘鲜梅，宫仁贵 . 中国智慧养老产业政策量化研究——基于三维分析框架视角 [J]. 北京航空航天大学学报（社会科学版），2023（2）.

[31] 黄剑锋，章晓懿 . 中国智慧养老产业政策研究——基于政策工具与技术路线图模型 [J]. 中国科技论坛，2020（1）.

[32] 黄瑶.智慧养老破解"三重三轻"方能渐入佳境 [J].中国社会工作，2020（23）.

[33] 纪春艳.居家智慧养老的实践困境与优化路径 [J].东岳论丛，2022（7）.

[34] 纪竞垚，代丽丹.中国老年人的老化态度：基本状况、队列差异与影响因素 [J].南方人口，2018（4）.

[35] 姜向群，刘妮娜，魏蒙.失能老年人的生活状况和社区照护服务需求研究 [J].老龄科学研究，2014（7）.

[36] 江燕娟.论社区养老服务资源的整合 [J].社会福利（理论版），2014（3）.

[37] 景跃军，李涵，李元.我国失能老人数量及其结构的定量预测分析 [J].人口学刊，2017（6）.

[38] 雷咸胜.中国失能老年人长期照护需求规模预测及制度建设对策研究 [J].残疾人研究，2019（4）.

[39] 李长远."互联网+"在社区居家养老服务中应用的问题及对策 [J].北京邮电大学学报（社会科学版），2016（5）.

[40] 李丹，白鸽.何以为家：养老机构中失能老人的社会隔离研究——基于 C 市养老机构的调研 [J].中州学刊，2020（8）.

[41] 李丽君.社会治理视角下的社区养老服务模式探析 [J].兰州学刊，2015（7）.

[42] 李兆友，赵庚，赵萌.我国智慧养老服务效率存在的问题与改进路径——基于 2015—2020 年数据的分析 [J].陕西师范大学学报（哲学社会科学版），2022（5）.

[43] 梁昌勇，洪文佳，马一鸣.全域养老：新时代智慧养老发展新模式 [J].北京理工大学学报（社会科学版），2022（6）.

[44] 廖楚晖.智慧养老服务总体性问题破解与实现路径 [J].经济与管理评论，2019（6）.

[45] 廖鸿冰，李斌.社会工作介入社区居家养老服务研究 [J].湖南社会科学，2014（6）.

[46] 廖喜生，李扬萩，李彦章.基于产业链整合理论的智慧养老产业优化路径研究 [J].中国软科学，2019（4）.

[47] 林宝.老年群体数字贫困治理的难点与重点 [J].人民论坛，2020（29）.

[48] 刘江，张闻达.社会工作评估研究的四种进路——基于我国中文研究文献的系统评价 [J].华东理工大学学报（社会科学版），2020（4）.

[49] 刘霞.智慧社区养老视角下健康养老服务体系的构建 [J].中国老年学杂志，2018（7）.

[50] 刘叶，张芸芸.家庭亲善政策：社会政策的新动向 [J].社会工作，2018（2）.

[51] 刘永谋 . 技术治理的逻辑 [J]. 中国人民大学学报，2016（6）.

[52] 李春红 . "互联网 +" 助推社区养老转型升级 [J]. 人民论坛，2017（16）.

[53] 李明，曹海军 . 老龄化背景下国外时间银行的发展及其对我国互助养老的启示 [J]. 国外社会科学，2019（1）.

[54] 刘军，程毅 . 老龄化背景下失能老人长期照护社会政策设计 [J]. 云南民族大学学报（哲学社会科学版），2017（4）.

[55] 刘西国，刘晓慧 . 基于家庭禀赋的失能老人照护模式偏好研究 [J]. 人口与经济，2018（3）.

[56] 李静 . 代际互助："成功老化"的模式创新 [J]. 东岳论丛，2018（5）.

[57] 李青原 . 家庭照料对城乡失能老人和照料者健康的影响 [J]. 北京社会科学，2021（12）.

[58] 刘建兵 . 智慧养老：从概念到创新 [J]. 中国信息界，2015（5）.

[59] 刘江 . 社会工作服务评估：一个整合的评估模型 [J]. 社会工作与管理，2015（3）.

[60] 刘婕，楼玮群 . 上海市同批居家高龄失能老人照顾状况的跟踪分析 [J]. 华东师范大学学报（哲学社会科学版），2015（4）.

[61] 刘伟红 . 城镇化进程中社区组织功能演化的行为策略分析——基于资源依赖理论的视角 [J]. 上海大学学报（社会科学版），2018（6）.

[62] 陆杰华，黄钰婷 . 新时代构建社区养老共同体的理论和实践探究 [J]. 晋阳学刊，2022（2）.

[63] 陆杰华，沙迪 . 老龄化背景下失能老人照护政策的探索实践与改革方略 [J]. 中国特色社会主义研究，2018（2）.

[64] 陆杰华，周婧仪 . 基于需求侧视角的城市社区居家养老服务满意度及其对策思考 [J]. 河北学刊，2019（4）.

[65] 陆杰华，张莉 . 中国老年人的照料需求模式及其影响因素研究——基于中国老年社会追踪调查数据的验证 [J]. 人口学刊，2018（2）.

[66] 卢晓莉 . 医养结合型智慧社区养老模式初探 [J]. 开放导报，2017（4）.

[67] 鲁迎春，徐玉梅 . 技术服务：基于数据驱动的养老服务供给模式创新 [J]. 行政论坛，2020（3）.

[68] 穆光宗，朱泓霏 . 中国式养老：城市社区居家养老研究 [J]. 浙江工商大学学报，2019（3）.

[69] 牛畅，李红艳，张彩华."照""护"之间：失能老人长期照护的实践困境 [J]. 兰州学刊，2022（5）.

[70] 牛康. 依托社区的信息网络化来探讨社区养老模式的可行性 [J]. 高科技与产业化，2003（12）.

[71] 欧幼冰. 社会工作在"受隐蔽困扰的老年人"辅导服务中的运用——以 G 社区居家养老服务中心的实践为例 [J]. 社会福利（理论版），2022（3）.

[72] 潘金洪，帅友良，孙唐水，等. 中国老年人口失能率及失能规模分析——基于第六次全国人口普查数据 [J]. 南京人口管理干部学院学报，2012（4）.

[73] 彭希哲，宋靓珺，茅泽希. 中国失能老人问题探究——兼论失能评估工具在中国长期照护服务中的发展方向 [J]. 新疆师范大学学报（哲学社会科学版），2018（5）.

[74] 蒲新微. 失能老人智能化养老何以可能：一个系统性施行框架的阐释 [J]. 兰州学刊，2018（10）.

[75] 祁峰. 非营利组织参与居家养老的角色、优势及对策 [J]. 中国行政管理，2011（10）.

[76] 戚晓明，郭志芹. 社区居家养老服务机构发展中的问题及对策研究——基于南京市玄武区的调查 [J]. 江苏社会科学，2017（5）.

[77] 钱宁. 破解中国社区居家养老难题的政策建议 [J]. 中国民政，2015（19）.

[78] 邱泽奇. 人口老龄化背景下如何跨越代际数字鸿沟 [J]. 群言，2021（6）.

[79] 申喜连，罗丹. 供需矛盾视域下失能老人长期照护问题研究——基于政府责任的反思与重构 [J]. 湘潭大学学报（哲学社会科学版），2022（1）.

[80] 舒展，韩昱. 长期护理保险对失能老人家庭代际支持的影响研究 [J]. 人口与发展，2022（4）.

[81] 宋娟. 养老服务如何才能"精准化" [J]. 人民论坛，2018（33）.

[82] 苏冰. 把握好"十四五"期间智慧养老发展机遇 [J]. 中国社会工作，2020（35）.

[83] 苏群，彭斌霞，陈杰. 我国失能老人长期照料现状及影响因素——基于城乡差异的视角 [J]. 人口与经济，2015（4）.

[84] 睢党臣，彭庆超."互联网＋居家养老"：智慧居家养老服务模式 [J]. 新疆师范大学学报（哲学社会科学版），2016（5）.

[85] 孙继艳，郝晓宁，薄涛. 北京市失能老人社区照顾现状及需求分析 [J]. 中国卫生政策研究，2016（11）.

[86] 孙建娥，王慧．城市失能老人长期照护服务问题研究——以长沙市为例 [J]．湖南师范大学社会科学学报，2013（6）．

[87] 孙鹃娟，吴海潮．我国老年人长期照护的供需特点及政策建议 [J]．社会建设，2019（6）．

[88] 苏炜杰．人工智能养老服务侵权问题探析 [J]．兰州学刊，2021（4）．

[89] 唐敏．失能老人养老服务的理论模型、系统构成与支持体系 [J]．社会保障评论，2018（2）．

[90] 唐魁玉，梁宏姣．智慧养老能力的现代化及其提升路径 [J]．社会科学战线，2022（2）．

[91] 唐美玲，张建坤，雒香云，等．智慧社区居家养老服务模式构建研究 [J]．西北人口，2017（6）．

[92] 田珍都，王丽荣．我国医养结合存在的问题与对策建议 [J]．社会治理，2018（12）．

[93] 童星．发展社区居家养老服务以应对老龄化 [J]．探索与争鸣，2015（8）．

[94] 涂爱仙．供需失衡视角下失能老人长期照护的政府责任研究 [J]．江西财经大学学报，2016（2）．

[95] 王海萍，许秀娴．我国社会工作干预项目评估流程与方法回顾 [J]．社会工作与管理，2018（5）．

[96] 王宏禹，王啸宇．养护医三位一体：智慧社区居家精细化养老服务体系研究 [J]．武汉大学学报（哲学社会科学版），2018（4）．

[97] 汪静，王希．赋能与智治：数字经济背景下智慧养老服务的实践发展——基于扎根理论的分析 [J]．老龄科学研究，2021（11）．

[98] 王洛忠，刘亚娜．我国智慧养老政策供给、核心议题与趋势展望——基于政策范式的理论视角 [J]．桂海论丛，2022（3）．

[99] 汪世琦．人口老龄化的再思考 [J]．人口与健康，2020（9）．

[100] 王晓慧，向运华．智慧养老发展实践与反思 [J]．广西社会科学，2019（7）．

[101] 汪洋，陈辉．政策驱动视角下失能老人社区养老服务政策供给研究 [J]．河海大学学报（哲学社会科学版），2022（4）．

[102] 文军，刘清．智慧养老的不确定性风险及其应对策略 [J]．江淮论坛，2023（5）．

[103] 吴丹贤，高晓路．居家失能老人照护的未满足需求分析——基于空间资源链接的视角 [J]．国际城市规划，2020（1）．

[104] 肖云，随淑敏. 我国失能老人机构养老意愿分析——基于新福利经济学视角 [J]. 人口与发展，2017（2）.

[105] 辛甜，范斌. 福利共同体：当代城市社区养老的整合与建构 [J]. 广西社会科学，2015（10）.

[106] 徐华，隋亮. "被资源化"：我国专业社会工作发展的困境与出路 [J]. 社会工作与管理，2019（1）.

[107] 许晓芸. 老化预防与社工介入：积极老龄化视野中的高龄老人社会参与 [J]. 社会工作与管理，2019（5）.

[108] 许晓芸. 老化与照护：失能老人的长照困境与社会工作服务——基于 B 市 Y 社区的调查 [J]. 社会工作，2019（1）.

[109] 许晓芸. 资源短缺抑或资源依赖：智慧社区养老服务的资源困局 [J]. 兰州学刊，2019（5）.

[110] 徐选国，杨絮. 农村社区发展、社会工作介入与整合性治理——兼论我国农村社会工作的范式转向 [J]. 华东理工大学学报（社会科学版），2016（5）.

[111] 闫金山. 社会经济地位与政府生活保障责任态度研究——基于 CGSS2015 老年人样本数据的分析 [J]. 南京理工大学学报（社会科学版），2021（1）.

[112] 闫金山，彭华民. 居家老人多元共治照料体系构建策略 [J]. 中州学刊，2018（3）.

[113] 杨波，林毓铭，丑建忠. 广州市智慧居家养老服务质量评价 [J]. 社会保障研究，2017（4）.

[114] 杨宏山，周昕宇. 中国特色政策试验的制度发展与运作模式 [J]. 甘肃社会科学，2021（2）.

[115] 杨菊华. 智慧康养：概念、挑战与对策 [J]. 社会科学辑刊，2019（5）.

[116] 杨康，李放. 智慧养老中的技术服务：实现条件、实践限度及完善策略 [J]. 广西社会科学，2022（5）.

[117] 杨柯，汪志涛. 人工智能赋能下的社区居家养老服务模式构建研究 [J]. 云南行政学院学报，2020（3）.

[118] 杨茜，黄荣惠，冯莉，等. 社区失能老人对居家医养护需求及影响因素分析 [J]. 护理研究，2020（21）.

[119] 杨团. 中国长期照护的政策选择 [J]. 中国社会科学，2016（11）.

[120] 尹栾玉. 基本公共服务：理论、现状与对策分析 [J]. 政治学研究，2016（5）.

[121] 尹银，崔优优. 金融社会工作助力智慧养老——"积极老龄化"的视角 [J]. 社会工作与管理，2022（5）.

[122] 于大川，朱丽君，赵小仕. 失能老人的照护特征与照护效果研究 [J]. 南方人口，2022（3）.

[123] 于潇，孙悦. "互联网＋养老"：新时期养老服务模式创新发展研究 [J]. 人口学刊，2017（1）.

[124] 张慧潇，金艾裙. 社会工作视角下智慧养老服务的优化路径探析 [J]. 长春理工大学学报（社会科学版），2021（6）.

[125] 张雷，韩永乐. 当前我国智慧养老的主要模式、存在问题与对策 [J]. 社会保障研究，2017（2）.

[126] 张利，杨福，余红剑，等. 基层医疗卫生机构参与失能老人长期照料的模式与促进对策 [J]. 中国老年学杂志，2017（3）.

[127] 张敏，李肖. 农村失能老人家庭照顾者的角色冲突研究 [J]. 云南农业大学学报（社会科学），2020（4）.

[128] 张明锁，杜远征. 失能老人"类家庭"照护模式构想 [J]. 东岳论丛，2014（8）.

[129] 张瑞利，祝建华. 失能老人照护服务碎片化及其整体性治理研究 [J]. 中州学刊，2022（2）.

[130] 赵庚，赵萌. 我国智慧养老服务的空间差异性研究 [J]. 北方民族大学学报，2022（5）.

[131] 赵庚，赵萌. 智慧养老评价指标体系研究 [J]. 东北大学学报（社会科学版），2022（1）.

[132] 赵雅欣，周忠良，沈迟，等. 我国失能老人"医养家护智"养老模式探讨 [J]. 中国卫生事业管理，2019（7）.

[133] 郑世宝. 物联网与智慧养老 [J]. 电视技术，2014（22）.

[134] 朱庆华，时颖惠，陆冬梅，等. 智慧养老政策演进与主题特征分析——以江苏省为例 [J]. 北京理工大学学报（社会科学版），2022（6）.

[135] 左美云. 智慧养老的内涵、模式与机遇 [J]. 中国公共安全，2014（10）.

[136] 左美云，沈原燕杭，段睿睿. 智慧养老研究：理论回顾与未来机会 [J]. 人口与社会，2022（4）.

[137] 左敏，胡鹏. "农集区"失能老人居家照护需求协作模式——基于生态系统理论视角 [J]. 社会科学家，2020（9）.

[138] 曹海苓. 中国社会化养老服务中的政府职能研究 [D]. 长春：东北师范大学，2020.

[139] 丁奕宁. 失能老人长期照护服务供给体系问题及对策研究 [D]. 石家庄：河北师范大学，2020.

[140] 马骁. 福利多元主义视角下城市居家养老服务的可及性问题研究——以济南市为例 [D]. 济南：山东大学，2020.

[141] 张昊. 智慧养老视域下中国养老服务体系的优化路径研究 [D]. 长春：吉林大学，2020.

[142] 邹通. 智慧型城市社区养老协同治理机制研究 [D]. 哈尔滨：哈尔滨工业大学，2020.

四、外文文献

[1] DELGADO M. Community Social Work Practice in an Urban Context：the Potential of a Capacity-Enhancement Perspective [M]. New York：Oxford University Press，2000.

[2] RAY M，BERNARD M，PHILLIPS J. Critical Issues in Social Work with Older people [M]. Palgrave Macmillan，2008.

[3] VANNIEUWENBORG F，VAN DER AUWERMEULEN T，VAN OOTEGHEM J，et al. Evaluating the Economic Impact of Smart Care Platforms：Qualitative and Quantitative Results of a Case Study [J]. JMIR medical informatics，2016（4）.

[4] WILLIAMS G，DOUGHTY K，CAMERON K，et al. A Smart Fall and Activity Monitor for Telecare Applications，Engineering in Medicine and Biology Society [J]. Proceedings of the International Conference of the IEEE，1998，12（3）.

[5] YANAN L，BINBIN S，XIAOYING Z. Trends and Challenges for Population and Health During Population Aging—China，2015—2050 [J]. China CDC Weekly，2021（28）.

[6] FARMER J，RICHARDSON A，LAWTON S. Improving Access to Information for Nursing Staff in Remote Areas：the Potential of the Internet and Other Networked Information Resources [J]. Energy Economics，1999（1）.

五、报纸与网络文献

[1] 王东京. 建立老年人长期照护需求综合评估体系 [N]. 中国社会科学报，2020-08-12.

[2] 叶正兴，李桂兰. 4000 万失能老人急需照料 [N]. 健康时报，2018-02-02.

[3] 祝国红 . 提升智慧健康养老服务的路径 [N]. 中国社会科学报，2020-07-01.

[4] 成都："关爱地图"让 160 万老人实现家门口养老 [EB/OL].（2020-03-23）[2020-08-10].
http://gongyi.people.com.cn/n1/2020/0323/c151132-31644853.html.

[5] 董小红，马晓媛 . 迎战阿尔茨海默病 [EB/OL].（2023-11-21）[2023-11-30]. http://www.
sx.xinhuanet.com/20231121/f814d0704198445eb6d4336f006d95c6/c.html.

[6] 侯丽 . 联合国《2019 世界人口展望》未来十年人口增长减缓，老龄化加剧 [EB/OL].
（2019-07-03）[2020-07-10]. http://ex.cssn.cn/hqxx/bwych/201907/t20190703_4929014.
shtml.

[7] 机会来了！这个行业缺口超 1000 万人！[EB/OL].（2020-08-16）[2020-11-10]. https://
m.gmw.cn/baijia/2020/08/16/1301465838.html.

[8] 李志宏 ."十四五"时期积极应对人口老龄化的国家战略——观形、察势、谋策 [EB/OL].
（2020-11-23）[2020-12-10]. https://mp.weixin.qq.com/s/nzW6Vjv3RgdBpOkinD-PLw.

[9] 上海发布首批智慧养老应用场景需求，聚焦养老痛点及抗疫新需求 [EB/OL].（2020-
04-29）[2020-06-08]. http://mzzt.mca.gov.cn/article/zt_zylfw/dhjy/202004/20200400027237.
shtml.

[10] 世界人口展望（2019）[EB/OL].（2019-06-26）[2020-01-03]. http://www.199it.com/archives/
896468.html.

[11] 王红漫 . 中国"智慧化养老服务"现在与未来展望 [EB/OL].（2020-08-01）[2021-07-10].
https://politics.gmw.cn/2020-08/14/content_34087211.html.

[12] 中国人均预期寿命 77 岁，但有 8 年多在生病 [EB/OL].（2019-07-30）[2021-07-30].
https://news.china.com/socialgd/10000169/20190730/36712609.html.

[13] 养老产业统计分类（2020）[EB/OL].（2020-02-28）[2021-02-11]. http://www.stats.gov.
cn/tjgz/tzgb/202002/t20200228_1728992.html.

[14] 浙江桐乡：借力"互联网大会"创新模式提升老年人满意度 [EB/OL].（2018-07-05）
[2020-07-10]. http://www.ceh.com.cn/ep_m/ceh/html/2018/07/05/06/06_46.html.

[15] 中国发展报告 2020：中国人口老龄化的发展趋势和政策 [EB/OL].（2020-06-19）[2021-
06-09]. http://www.199it.com/archives/1068230.html.

[16] 中国互联网络信息中心 . 第 53 次《中国互联网络发展状况统计报告》[EB/OL].（2024-
03-22）[2024-03-22]. https://www3.cnnic.cn/n4/2024/0322/c88-10964.html.

[17] 中国老龄人口 2.55 亿，智慧养老这门生意怎么做？ [EB/OL].（2018-12-13）[2020-03-10]. http://www.cnpension.net/syylbxcp/33732.html.

[18] 中国互联网络发展状况统计报告 [EB/OL].（2021-02-03）[2021-08-02]. http://www.gov. cn/xinwen/2021-02/03/content_5584518.html.

[19] 专家学者谈智能养老：做好技术与人文的加减法 [EB/OL].（2018-11-24）[2020-11-10]. http://finance.chinanews.com/sh/2018/11-24/8684789.shtml.

后　记

最早关注老年的问题，源于自己进入社会学领域时的兴趣使然，那时我在攻读农村社会学方向的硕士学位，学位论文题目是《农民社交型闲暇活动个案研究》，其中关注到老年人的日常闲暇活动。2014年，经过多年的积累，我的第一本专著《嬗变与回归：农民闲暇生活的逻辑——基于西北黄土高原上河村的实地研究》出版了，该书对农村老年人的闲暇生活进行了系统性思考，但对老年人的养老并没有关注。再后来，教学中我经常需要进行一些案例分析，养老被提及的次数越来越多，对养老问题的关注也越来越多，我对老龄问题开始了更深入的思考。2016年，我成功申报教育部人文社会科学研究规划基金项目"失能老人智慧社区养老模式优化与社会工作介入研究"，对智慧养老这一方兴未艾的领域开始进行系统的研究。经过多年的文献梳理、课题调研、理论思考、成果检验，终于有了今天这本著作，距离上一本专著的出版已整整十年。

人口老龄化是个世界性议题，失能老人的养老更是一个沉重的问题。关注养老问题本来只是一个偶然，但是将老年社会工作作为自己的一个研究方向，却又成了一种必然。作为社会工作专业的老师，我需要不断地在外来理论和本土实践的拉锯中寻找解决现实问题的答案。当我不得不去面对生命中亲人的病痛和坚韧，我知道养老这个课题注定是一场情感与理性的残酷较量。该书的完成只是对近年失能老人养老问题的一个阶段性总结，同样，我想更应是我未来学术新的生长点。老龄社会近在咫尺，如何安度晚年是每一个个体需要面对的人生课题。如何让更多的老年群体享有高质量的晚年生活是每一个研究者需要认真对待的时代课题。在接下来的研究中，我将继续思考数字医疗背景下老龄群体如何健康赋能及社会工作如何有所作为的问题，力争让自己的所思所想更好地为老龄群体健康赋能。

本书是教育部人文社会科学研究规划基金项目"失能老人智慧社区养老模式优化与社会工作介入研究"的最终成果，得到了内蒙古自治区高等学校科学技术研究人文社科重点项目"数字医疗背景下老龄群体健康赋能研究"、内蒙古自治区直属高校基本科研业务费项目"数字医疗时代老年健康赋能的社会工作策略研究"的资助。项目的部分成果已在《社会工作》《兰州学刊》《社会工作与管理》等刊物发表，得到学界的关注和认可，并获得省级社科优秀成果二等奖。在教育部人文社会科学研究规划基金项目结项时，华东理工大学杨发祥教授、深圳大学周林刚教授、兰州大学焦若水教授、内蒙古大学何生海教授、上海开放大学任文启教授从不同的层面给予诸多中肯的批评和修改建议，在此特别致谢！在联系出版的过程中，有幸邀请到何生海教授为本书作序，让我倍受鼓舞和感动，在此特向何老师诚致谢意！感谢调查过程中各位白发苍苍的老人，他们或清澈或孤独或茫然的眼神深深地刻在我的心中，特别是无意间的叹息在我的耳边时时回响。书中的部分观点曾在"老年社会工作研究专题"的研究生课堂上有过交流，谢谢各位同学的参与和启发。

在做学问的路上，我踏实地走好人生的每一步路。师长曾为我题赠"愿简单与快乐相伴"，这么多年囿于各种有形无形的压力和困扰，快乐是少了一点，但我一直深信大道至简。感谢远在家乡的父母亲人，他们是我永远的牵挂和惦念。十七年来，我和家人在草原钢城共苦同甘、相濡以沫，感谢爱人的温暖相伴，感谢儿子带给我的欢声笑语，无私的爱让我坚定地走了很久。

在本书付梓之际，感谢知识产权出版社高源编辑和其他编辑对本书付出的辛勤劳动。本书写作过程中参阅了学界同人的相关研究成果，这些成果为我提供了思想启发和文献帮助，凡引用之处均已在文中注明，若有疏忽遗漏，望海涵，在此一并致谢。

再一次感谢所有关心和支持我的人，愿所有的美好都不被辜负！

2024 年 2 月于草原钢城